U0200999

河合隼雄

李静——译

著

跟河合隼雄学习
认识心灵

心理治疗
之路

中国出版集团 东方出版中心

图书在版编目（CIP）数据

心理治疗之路 /（日）河合隼雄著；李静译. 一上
海：东方出版中心，2024.4
ISBN 978-7-5473-2366-3

Ⅰ.①心… Ⅱ.①河…②李… Ⅲ.①精神疗法－研
究 Ⅳ.①R749.055

中国国家版本馆CIP数据核字（2024）第062238号

上海市版权局著作权合同登记：图字 09－2024－0198号

"SHINRI RYOHO" KOREKUSHON
IV: SHINRI RYOHO JOSETSU
by Hayao Kawai, edited by Toshio Kawai
with commentary by Keiji Yamada
© 1992，2009，2019 by Kawai Hayao Foundation
Originally published in 2009 by Iwanami Shoten, Publishers, Tokyo.
This simplified Chinese edition published 2024
by Orient Publishing Center, Shanghai
by arrangement with Iwanami Shoten, Publishers, Tokyo

心理治疗之路

著　　者　[日] 河合隼雄
译　　者　李　静
责任编辑　赵　明
封扉设计　钟　颖

出 版 人　陈义望
出版发行　东方出版中心
地　　址　上海市仙霞路345号
邮政编码　200336
电　　话　021-62417400
印 刷 者　上海盛通时代印刷有限公司

开　　本　787mm×1092mm 1/32
印　　张　9.125
字　　数　138千字
版　　次　2024年4月第1版
印　　次　2024年4月第1次印刷
定　　价　58.00元

目　录
Contents

译者的话

当然，这是一本有关心理治疗的书。

河合隼雄先生作为第一位在瑞士荣格研究所取得荣格派分析家资格的日本人，将诞生于西方的荣格分析心理学带回国，在日本开创了临床心理学。

这样就产生了疑问，为什么我们不直接从西方的学者那里学习，而要绕一个圈去翻译并不是心理学发祥地的日本的著作呢？

国人也多比较认可欧美的现代科学理念，特别是盛行于美国的自由竞争、合理主义。包括心理学也是这样，实验心理学、行为心理学的种种理论和做法在我们的大学里，在专家给我们的指导意见中随处可见。

但我们是不是忽略了很多这样尴尬的经验：照搬了在西方运行得很好的机制、理论，却不知怎么最终都变味儿了。

所以，接着开篇第一句，我们还要说的一句是：这不仅是一本有关心理治疗的书。

　　河合先生作为日本临床心理学的先驱，比任何人都更深切地体会到西方学说进入东方的曲折复杂以及无可奈何。终其一生，没有中断过对西方与东方的个人、社会以及文化的本质和差异的思考，没有中断过对心理学本质的思考。不断的思考和实践，使得诞生于西方的令人费解的深层心理学在日本社会深深扎根，为日本的心理学、教育学等领域的发展作出了无上的贡献，也对一般社会观念的改变产生了巨大的影响。

　　对于我们来说，同样存在着如何吸收西方现代文明、科学文化的课题。而我们的近邻，和我们同属东方文化圈，已经在吸收西方文化的道路上领先了我们很多。这时候，看上去在绕远路，可能实际上是一条捷径：从东方人如何吸收西方文化这一点来说，近邻的思考、做法及经验或许会给我们不少直接的启示。

有关心理治疗本身,河合先生已经在书中展示了他长期思考、实践的成果,不再赘述。

有关翻译,需要解释几点。

二十年前,在京都大学留学时就开始拜读先生的著作,至今已读过先生的很多著作,而且这也不是我第一次翻译先生的书。但翻译这样一位长者的书,总是诚惶诚恐。先生的睿智、大度、包容、尊重一切人的强韧的人格,必然流露在他的字里行间。而我,没有这样的人生积累,笔下不可能自然流淌出这样的文字。想要刻意把字里行间的气氛体现出来,语言必然啰唆累赘;想要简洁,文字难免生硬;想要把大智大慧的平易表现出来,也许只能显得词语贫乏。为了不弄巧成拙,对自己的要求只好放在最大限度地保持意思准确。

再者,荣格自己生前也没有将荣格的分析心理学体系

化,有关荣格心理学的系统的教科书也比较少。在国内,对
荣格心理学的研究同样非常少。有关深层心理学,大多数人
了解的可能是弗洛伊德的精神分析,对荣格的分析心理学包
括术语都不太知道。所以,在这样一本不是系统地讲荣格心
理学的书中,随处可见的荣格心理学特有的名词、概念可能
会对阅读造成一些困难。读者可以找一些其他的参考书来
看,或者暂时跳过去,不见得会对理解书中的重要内容有很
大影响。

河合先生早在1967年就著有《荣格心理学入门》,对荣
格心理学作了系统的介绍,成为经典的教科书。希望以后能
够有机会将先生的这本教科书翻译过来,对全面理解荣格心
理学有所帮助。

第三,本书与心理学相关,引用、论述了很多哲学、宗教
的著作、概念和观点,这些都不是译者的长项。所以只能尽

力查阅资料，以求能够准确地传达信息。有不尽如人意之处，还望读者能够谅解。

第四，为了查找方便，将原著文中标注的参考文献都集中在每一章末尾，并用阿拉伯数字编序。对在中国不大容易理解的一些日本社会文化的背景，译者作了一些注释，均放在每一页的页末，用罗马数字标注。这样，章末的参考文献，为原著的内容，而页末的注释为译者所加，书中不再一一注明。另外，原著中一些非英语的词汇（如德语、法语等），均保持原来的语种，未作变动。

第五，因为翻译为业余所做，加上查阅大量的资料，进度往往比预期大幅度滞后。在这里要感谢东方出版中心的编辑的大度和耐心。没有他们的鼓励，达不到预期时的沮丧可能会更加影响进度。没有他们的宽容，也就无法完成翻译。

第六，感谢东方出版中心给了我这次翻译的机会，使得我多年后又一次深度地拜读了先生的著作。

最后还想说一句,之前提到过先生尊重一切人的高尚人格。其实,在先生的很多著述中总能看到他坚持在批判一种人:打着心理学专家的旗号、挥舞着心理学知识的大棒、居高临下地指导别人或者一心只想操纵别人的人。看看我们的某些电视节目,想想我们生活中有可能接触到的某些心理学专家,对此,可以会心一笑。

李　静

2024 年 1 月

前　言

　　本书讲的都是心理治疗的事，究竟以什么意图、站在什么立场上来说这些事，还是一开始就把它说明白比较好。

　　本书依据笔者多年来心理治疗的实际经验所写，但并不是在讲那些经验。笔者日常一边积累着心理治疗的经验，一边不停地思考着本质的问题：心理治疗到底是什么？这本书就聚焦在这一点上。在实际实施心理治疗的过程中，笔者每一天不仅被一些比如说"这个人真的是想自杀吗"这样非常实际的问题缠绕着，同时又不得不对"心理治疗对人究竟有什么意义"、"它的价值到底在哪里"等本质问题产生疑惑。而且这些问题不允许你简简单单地就有了答案。

　　这里记录的是为了回答这些根本性的疑惑所做的努力。真的，这不过才是个开始，今后会怎么发展下去，谁也说不清楚。如果说，本书可以成为一个契机，引起读者去思考自己的"心理治疗"观，那真是一件幸事。

　　1952年我从京都大学数学系毕业时，下决心一辈子做一个高中教师。在一门心思的工作中，时不时地有学生来找我讨教。那时，凭着门外汉的一腔热情和善心应对着学生心理上的纠葛。自己也知道这样是很危险的，而且对很多状况无能为力，所以总想着学一些"科学的"方法，能对孩子们有些帮助。

　　出于这种考虑，又回到京都大学的教育学部继续学习。在那里获得了富尔布莱特（Fulbright）奖学金[1]到美国加州大学洛杉矶分校留学，之后到了瑞士的苏黎世荣格研究所接受专业训练，于1965年获得了荣格派分析家的资格。回国后，以"专家"的身份开始工作至今。

　　1　日美两国政府出资的教育交流项目，资助学生在自己的专业领域研究的同时为日、美间的相互了解作贡献。由美国已故参议院议员 J.W.Fulbright 于1946年提议，经国会批准自1952年开始实施至今。

　　这里说的"专家"究竟意味着什么？这一点在书中也有论述。但有一点需要强调的是，它很难单纯地从"掌握了专业知识和技术"这个意义上来表现。心理治疗并不能被简单地描述为"我把自己掌握的知识应用到什么什么地方"，因此它的专门性也是需要用心吟味的。

　　对我来说，心理治疗的科学性是一个重要的课题。我本出身于理学部，对自然科学兴趣浓厚，年轻时也跟大多数人一样，认为"只有科学才是值得信赖的"，这就更加重了我对这个课题的执着。去实践一下心理治疗，有的时候确实让人惊讶：真的很有效！这种有效性，简单地就让不少人相信了心理治疗，认为心理治疗非常科学。但笔者无法满意。很多人都信誓旦旦地保证心理学的科学性，包括"实验心理学"在内。理学部出身的笔者还是无法从心底里完全认同这些。因此，书中谈论了不少心理治疗的科学性和方法论的问题。

　　心理治疗并不完全回避给正在苦恼的人提一些忠告、出一些主意，但这一点儿都不重要。可以说只要别人出些主意、给点忠告就能解决问题的人一般不会来接受什么心理治疗。心理治疗需要跟来治疗的人共同走过漫长的路程，长期地从事这项工作，不得不对所谓的"好转""治愈"产生疑问。当然，不否认存在一些可以说是"好转"或是"治愈"的实例，但光说这个是不行的，有些人就是怎么都好不了。甚至，很多时候你都搞不清楚到底什么叫"好了"。这样一来，超越了"好转""治愈"这个层面，你不得不去考虑人最根本的"活着"这个问题。

　　思考作为一个人"活着"的过程，哲学、宗教、教育都是不可或缺的因素，这些也都会跟心理治疗发生关系。心理治疗如何跟这些领域发生关联，或者说如何把心理治疗作为一个跟这些领域不同的独立领域展示出来，我们会在正文中花些篇幅来讨论这个不可忽略的问题。

笔者平时站在什么立场上实施心理治疗，也就是说笔者以什么立场来写这本书，需要事先说明一下。如果把"心理治疗"当作自然科学来看，那么世界上存在不同的学派、不同的主张就很不可思议。在自然科学领域，真理只能有一个。真理因学派不同而不同，就违背了自然科学这一根本。就这一点而论，笔者不认为心理治疗是所谓的"自然科学"。特意说"所谓的"，是指在论述心理治疗的科学性的同时，不得不提出一些以往对"科学"的看法中必须反省的问题。

心理治疗所实施的东西，斗胆地说一句，可以说是"人间科学"吧。心理治疗需要全身心地投入，人和人之间的主观发生关系是不可避免的。话虽这么说，疏于用某种方法把自己的存在对象化，就很可能变成一个独善者。这时候，明确自己依存的学派，可能会使对象化这个过程更加方便一些。

　　有人主张，如果属于某一个学派、做什么都依靠着这个学派的理论，容易产生偏差，还不如不挑选任何学派，做事时尽可能不受任何拘束地选择正确的方法。这样的主张听上去好像很正统，可实际上看看抱着这种主张的人在做些什么，就会发现，很多情况下，要么是极端地独善——这世上只有自己的是对的，要么什么都不承诺，绕着困难走。嘴上说着自己是非分明、公正无私，可自己的判断究竟是怎么做出来的？在这一点上未免对自己太过宽松、随便了。

　　选择一个学派，不是因为它正确，而是因为它适合自己。或者说它是一面合适的镜子，能够鉴定自己做出的判断，所以才选择了它。

　　我想说明的一点，就是笔者也是在清醒地意识到这一点的基础上，选择了荣格心理学派。至少到目前为止，C.G.荣格实施的自我分析的方法和理论对我来说是有意义的，在我把自己的心理治疗作为一个对象来论述时，荣格心理学从理论上来说是比较贴切的。所以，这不意味着荣格所说的都是"正确的"，或者我的一切都必须按照荣格说的去做。

论述心理治疗是一件非常困难的事情。作为心理治疗的对象，人的心理是非常难以捉摸的，充满了逻辑上不能并存但又有其合理性的命题。关于心理治疗这样的二律背反性，已经有了很多论述。因此也可以说，对心理治疗下定论几乎是不可能的，你随便说什么，都忍不住再想说说完全相反的一面。虽说这样，我们也不能总这么模棱两可的，写书呢，总得下个狠心说点儿什么吧。

以上简单地讲了一些心理治疗的科学性及学派的选择，书中还会详细地论述。不管怎么说，先把这一点搞清楚了，我们再来进入正题。

第一章

何谓心理治疗

实施心理治疗是为了帮助一些在心理上处于困境的人，其初衷非常地现实。因此从它的名称上也可以看出，与来自医学领域的很普遍的"治病"的概念并行，人们期待着它能够缓解心理的痛苦。这一点，心理治疗师绝不可忘掉。但是，作为一个人，其存在并不那么单纯。把眼光仅局限在心理的痛苦和问题上"治疗"是不可能的。心理治疗到了现在，早已超越了医学的范畴，用通常的手段已无法把握其目的和方法。因此，给心理治疗下定义也是一个接近于不可能的事情，但我们还是做一些尝试，来开始我们的话题。

1. 心理治疗的目的

前边已经说过，心理治疗起步时的意义还很狭窄。但凡与人的心灵有关的事情，总归会跟整体的人的存在、人生态度、人生的全部发生关系，不考虑到这些，就无法进行什么心理治疗。因此，不管是弗洛伊德或是荣格，都把它提升到人生的目标这个高度来考虑，也就是说**心理治疗的目的就是人生的目的**。

但这么一来，话又说得太开，我们加上一些实际的内容，考虑一下心理治疗的事情。

对于这一点，笔者是这么考虑的：

接受过专门训练的人，对抱有心理烦恼、问题的来访者，主要采用心理接近的方法，尽最大可能地照顾到来访者的整体存在的状况，帮助其发现性地走自己人生的道路。

已经说过，对心理治疗下简单的定义几乎是不可能的，上边所说的与其说是定义，不如说是提示了一个思考的出发点吧。

为什么要由"接受过专门训练的人"来接待期待着能够解决心理的烦恼和问题的来访者（我们称之为当事人）？我认为**如果不是专家，不应该实施心理治疗**。后边也会说到，这是一件伴随着相当程度的危险性的工作，为了保护"当事人"的利益，就必须重视心理治疗师的专业性。这里专门用了"训练"这个词儿，而不说"专业知识"，是因为这项工作仅靠知识、不经过专门的训练是白搭。甚至可以说单纯依靠知识来做心理治疗，其害更甚。关于这一点，后边还会详述。

在"主要采用心理接近的方法"中，特意加了"主要"这个词，是因为有时还需要调整环境，或是采用一些身体上的方法。在心理治疗中，与身体相关的方法也渐渐盛行，今后可能变得越来越重要。但这时候的"身体"，并不是完全和"心"分离开的"身体"，这个"身体"对本人来说是一个"活着的身体"，是需要站在身心不可分的立场上考虑的身体。当然，在心理治疗的过程中，遇到纯粹因为身体原因产生问题的情况也是有的。这时候，心理治疗师如果是医生，就要认真地考虑是自己继续承担下去，还是转介给其他医生。如果心理治疗师不是医生，毫无疑问地应该把工作交给医生。

现在可能需要解释一下"尽最大可能地照顾到来访者的整体存在的状况"这句话。比如说，一个孩子不肯去上学，可能孩子的家长，包括孩子本人心底都很希望马上就能正常地去学校。但对心理治疗师来说，就不能简单地把目标定在"尽快去上学"上，要尽可能地看到孩子整体的生活态度、生活方式。这样，或许会看到孩子背负着这个家庭几代传下来的沉重包袱，孩子本人包括其父母可能长期都在回避这个问题。比起为眼前孩子不愿上学焦虑，如何面对这一问题就变得更紧要了。现实中,这样的情况实在太多了。

说"尽最大可能地"好像没什么必要,特意加上这一段其实是想提醒大家,完全做到"照顾到来访者的整体存在的状况"实际上是不可能的。或者说,时常要有一个清醒的认识:这次也许只能做到这一步了。这种状况在现实当中经常要求治疗者做出一些极其困难的决断,所以**明确地认清现状是非常重要的。**

要当事人能"发现性地"走自己的人生道路,就不存在一个所有人都可以拿来套用的共同的方法或法则。每当碰到问题,都得启发当事人自己去发现。这当然也不是完全没有方寸,是可以在掌握一些通用法则的基础上,结合各种不同场合的需要去思考。譬如登山,如果那是座处女峰,你就不可能事先明确地知道该怎么办。但是对气候、地形、队员的能力等还是有一定了解的,对一些绝对的禁忌也是心里有底的。只是,不存在一个通用的方法保证你在关键时刻做出的决断绝对正确,而且,这时候的所谓方法很可能是这样试试看、那样试试看,中途又根据状况改变原定方针等,这才能称为"发现"。

如果强调人的个性就是每一个人都是不同的,似乎也可以用"创造性"这个词来描述。但结合现场的实际情况,我还是觉得,一边思考着对人类整体的想法、理论,一边"发现性"地实施心理治疗,这样的表述更贴切一些。就像刚才说的登山,心理治疗面对的一个个个案,都可以说是在攀登处女峰,这一事实要明确地认识到。

有一次,给一个口吃的当事人做心理治疗,被问到"先生,你以前治好过口吃的人吗"。这个问题的言外之意就是：别搞这么多麻烦事儿了,你要是会治,赶快给治好不就行啦?或者怀疑：你到底有没有本事治好啊? 那时候我回答他：口吃的人我曾经面谈过几位,但我还是第一次跟口吃的你见面。这样,当事人对心理治疗是一个"发现性的"过程及以后可能需要付出的辛苦就有了心理准备。

在"帮助当事人发现性地走自己人生的道路"这句话中,我也曾经犹豫是否写成"与当事人共同走人生的道路"。作为治疗者来说,后者的感觉可能更强烈一些。尽管这样,就算有时为表现治疗者的心情而采用这种表述,但如果治疗者轻率地跟当事人同一化,或者产生这样的错觉,将是一件非常危险的事情。考虑到这一点,最终还是定下来用了"帮助"这个词。

这里也可以用"自性实现的过程"来表达,但现在人们太轻率地说"自性实现"云云,特别是某些并不从事心理治疗的人或者只面谈过一些症状很轻的人,就能简单地把这个词说出口。所以,唯恐招来误解,还是割爱了。

因上述种种原因,用了相当模糊的表述说明了一下自己对心理治疗的思考。这种程度的模糊,我自认为还是比较妥当的。考虑到人心的不可解性,留下一定程度的模糊还是必要的吧。

　　把心理治疗放到人生过程这样的广视角范围里来思考本身没有错误，但实际当中千万不能忘了心理治疗的终结这件重要的事情。当事人如果确立了发现性地走自己人生道路的态度，就有能力渐渐脱离心理治疗师，这是一种终结。另外，原来烦恼的症状消失了，眼前的问题解决了，这也是现实中终结的到来。面对各种各样不同的场面，会有多种变化，但心理治疗的终结，要尽可能地用语言来使意识明确化。

　　语言化，需要当事人能心领神会，完全认同。花哨地用一些不知从哪儿听来的新名词儿，很多场合会破坏掉过程中"发现性"的状态，甚至伤害到当事人，所以要特别留意。很多时候，用当事人自己的话比较有效。有些妈妈，因为害怕意识到自己的问题，会打着孩子的旗号来访。如果到了妈妈自己能说出"一直都拿孩子做挡箭牌……"的时候，比起直接说"其实是你自己的问题吧"，说一句"那我们是不是可以把这个挡箭牌放下了"，或者"从挡箭牌后边露一下脸吧"，可能更加贴近当事人的心情。特别是，当事人用意象来表达时，也顺着当事人的意象谈下去，经常会有更好的效果。当然，肯定也有需要明确地用语言表示出来的场合，如"以后不要把问题怪到孩子身上，还是作为你自己的问题我们继续谈下去吧"。

2. 心理治疗的模型

　　实施心理治疗的过程,某种程度上是顺从着心理治疗模型。实际上是否遵从这个简单的模型也很难说,但治疗者的内心有这样一个模型,很多事情做起来会容易一些。当然,其功过各半,这一点后边还会提到。

医学模型

　　西方近代医学是按照下述的方法进行治疗的:

　　　　症状 → 检查·问诊 → 发现病因(诊断)→ 去除或弱化病因(治疗)→ 治愈

　　这种思考方式按照自然科学的思考模式,先把握因果关系然后治疗,非常容易理解。作为症状,患者来诉说头痛,通过检查找到原因,是脑子里长瘤子了,然后手术切除,治愈。

　　这种思考方式清晰明了,弗洛伊德在最初治愈歇斯底里症时,也采用了这种模型发表了自己的学说:

　　　　症状 → 面谈·自由联想 → 发现病因 → 将伴随情感的病因意识化 → 治愈

弗洛伊德最初使用催眠,后来又采用了自由联想的方式,在这过程中导入了"无意识"的概念。他认为,患者对病因没有意识,一旦实现了病因的意识化,就能治愈。这样的思考方式大致采用了自然科学的方式,容易得到承认。所以,很多人都遵从了这样的思考方式。但放到今天,依照这种模型思考已经没有什么效果了,这一点后续还会再作论述。

教育模型

问题 → 调查·面谈 → 发现原因 → 提建议·教育、消除原因 → 解决问题

这个模型也是建立在因果律上的。无论任何问题都有它的原因,首先通过调查、面谈等找到原因。这时候会发现,问题的原因也可能是知识不足,也可能是教养不足。然后针对原因提出建议,进行教育,提供训练,解决问题。这样的想法,在心理治疗的实践当中却没什么用。比如说,有些孩子偷东西,你花力气去教育他"偷东西不好,以后不许干了",这没多少用。可以说,靠一般的建议、教育无法解决问题的人才会来接受心理治疗。

上边说的想法不怎么有用,但一般情况下,依赖这种方法的人还是很多。这也说明**人们是多么习惯于按因果律来考虑问题。在以物质为对象的自然科学范畴内,已经证明这**

种方法的有效性。正因为太有效了，所以不由得想把它也用到人的身上。只可惜，人不是那么简单的。比如说，孩子出了问题，原因是"母亲太冷漠了"，可世界上还有一些人正是因为有个冷漠的母亲才成为伟人的。它不具有自然科学的因果关系的绝对性，充其量只能说"也可以这么考虑"。所以，把这种模式往任何人身上都去套，就会犯根本性错误。

因为医学模型、教育模型在心理治疗领域不怎么有用，所以，比较多参照的是下边说的"成熟模型"，或者称为"自性实现模型"更合适一些。这种思想的特征在于，比起当事人的问题、烦恼的种类，更关注的是治疗者对当事人的态度。这一点和以前的模型有着决定性的差异。

成熟模型

> 问题·烦恼 → 用治疗者对当事人的态度（后述）→ 促进当事人的自我成熟过程 → 期待解决问题

这个模型与其说鼓励治疗者积极地对当事人做工作，还不如说它期待着以治疗者的态度促进当事人的自我成熟过程，进而解决问题。把当事人作为主体，这是一个划时代的思想转变。实际上，我们也看到过不少依靠自身的治愈能力治好身体疾病的例子，成熟模型的基本思想也就是这样。这里说的治疗者的态度，简单地说就是尽可能地以开放的态度接触当事人，不妨碍当事人自由的心理活动，同时，及时地提醒、警戒，不要让心理破坏性过于强大。

说白了，心理治疗依赖的是当事人自我成熟的力量，也可以说是自我治愈的力量或是自我实现的力量。归纳起来就是，**人的内心潜着着超出人的意识可以支配的自律性，这种自律性通常会受到一定的压抑，当事人在"受到保护的自由空间"的治疗场所，依靠内心潜藏的自律能力，努力寻求着生命的新的方向。**

这时候，并没有把解决问题或是烦恼作为直接的目的，所以使用了"期待着解决问题"这样的表述，心理治疗就是这样依赖着当事人自己的力量。但这一点没有得到普遍的理解，造成很多人误以为治疗者会替自己做些什么。太多的人喜欢因果律式的思考，把人当作"东西"更方便一些，才产生了这些想法。

即使在这样的成熟模型中，依然存在着因果式的思考方式。比如说：如果治疗者有着开放的态度，当事人自我成熟的过程会得到强化。这里依然采用了"如果……就……"的表述方式。但这里还是有陷阱：治疗者的态度或者说治疗者和当事人的关系实在是无法描述、无法定义的一种操作方法。说起当事人的自我成熟过程，更是恐怖。内心自律性地活动时，具有极强的破坏性。治疗成功的话，可以说是成熟力或是治愈力，可是治疗者的态度也有激化心理破坏性的可能。

　　反省"成熟模型"的上述问题,从某种意义上来说,还有一种模型或许更能反映出心理治疗的本质,笔者就把它称作"自然模型"吧。

自然模型

　　下面这个故事是荣格从一位名为维尔海姆的研究中国文化的学者那里听来的①。维尔海姆在中国时,有个地方遇到了干旱,连续几个月不下雨。人们求天拜地,能做的都做了,还是没用,只好叫来了据说能呼风唤雨的人。这人来了之后,让人盖一间小屋,然后把自己关在小屋里。待到第四天,起了暴风雨,全村人高兴得不得了。维尔海姆找到这个男人,问他:怎么会这样呢? 男人首先说明"这不是我的责任"。又追问他:你这三天都干了什么? 男人回答说:"这里的人没有按照天赋的秩序生活,整个国家偏离了'道'的状态。我来了也就陷入了违反秩序的状态,这三天闭门不出就是等待自己回复到'道'的状态。然后,自然就下雨了。"这就是他的说明。

　　值得注意的是,他并没有讲因果关系,先说明下雨不下雨不是自己的责任,然后用了自己回复到"道"的状态后"自然就(then naturally)下雨了"这样的表述。这位中国人当时究竟用了什么词语向维尔海姆解释的,我们已经无法搞明白了。但从他谈论"道"来看,我们可以推测他用的是老子《道德经》中的"自然"这个词。我已经在其他地方说明过"自然"这个词在西方被译成了nature，造成很多混乱②，这里就省略了。

按福永光司所说③，自然即是必然应该的，也就是说本来就是这样的事情（物体），或是没有施加人力的作为（没有被人为地歪曲、污染），即是其原来固有的状态，并不一定指作为外界的自然世界或相对于人间的自然界。这也跟"物我一体"，即万物与自己同根源的思想关联。

这么一说，说不定会招来批判：一点儿都不科学。关于这一点，会在第三章详细讨论。作为笔者的实际感受，这位"呼风唤雨"的男人真可以说是心理治疗师的理想姿态。以前栋方志功到了晚年也说过"我对自己的工作不负责任"④，可以说是达到了相似的境地。**治疗者自身达到"道"的状态，就可非因果性地期待其他的"道"的状态"自然"地发生。**

3. 痊愈与治疗

前边用模型的方式介绍了心理治疗的思想。一般来说，心理治疗受到的误解比较多，人们期待着心理治疗师像医生一样给"患者""治病"。抱着这样的期待，**以为自己什么也不用做，总归会有人来把自己治好的，或者怀疑："人怎么可能治好人呢。"或者不忿："让心理治疗师随心所欲地改变自己，这怎么受得了。"**这些想法其实都和实际状况不符。前边也提示了，即便是医学模型或者是教育模型，同样需要本人的意志和努力才能达到目标。假如人可以简单地改造人的话，那么心理治疗师、心理咨询师都应该首先把自己改造成"出色"的人。看看世上的那些心理治疗师们，就知道这是不可能的。

我们来试着设问：是心理治疗师在"治疗"，还是当事人自己在"痊愈"？从结论来说，当事人自己的痊愈能力应该是原动力，但这里还有些微妙的差别。如果我们关注治疗者主观感受到的状况，设问"治疗"还是"痊愈"是有意义的。观察各类治疗者可以发现，治疗者根据感受"治疗"或是"痊愈"，其强调的重点不同，本人的姿态也会有所不同。

在心理治疗领域会有很多悖论存在。当事人自我痊愈能力很强的时候，治疗者反倒容易感觉到是自己把他"治好的"。按照医学模型、教育模型的方法，治疗者对当事人的内心进行分析，或是提些建议、给些指导，然后很快就好转时，实际上是因为当事人自己对这些刺激马上作出反应、接受意见的能力比较强。越是这样，越能清醒地意识到治疗者对自己的帮助，会坦率地对治疗者表达自己的谢意："多亏了先生！"治疗者就容易产生"都是自己帮他治好的"感觉。

这里讲一个小例子。有一个在企业心理咨询室工作的心理咨询师说过这样的话："真是不可思议，越是比较轻的病例，当事人越是经常表达谢意，有时候还带些感谢的礼物来。反倒有些实在很严重的病例，谁也不说你好。"在我们国家，有些没有经过专门训练的人，也作为心理咨询师在工作，所以会产生这样纯朴的疑问。其实这个事实跟先前说的理由很相符。也就是说，**问题不太严重、恢复力量强的人，也就有能力对咨询师表达自己的谢意**。越是问题严重陷入困境的人，越是没有余力去想到别人，从一开始脑子里就根本没有意识到咨询师、治疗者还对自己做了很多事情。

这样的情形，也可以从一个侧面说明医学模型、教育模型在心理治疗领域是多么的无能为力了（有关这两者的有效性，后边还会讨论）。因此，成熟模型就变得重要起来。这样，当事人的自我痊愈能力、自我成熟能力也变得重要，当事人自身"痊愈"这件事就成为主角。事实上，问题还要稍微复杂一些。就算是要依赖当事人自身的痊愈能力，也需要提供一个能够发挥这种力量的场合、需要找到发挥力量的契机。在创造这些外界条件的过程中，如果能看出治疗者的积极性，"治疗"的感觉就会强一些吧。

　　在我们讨论了"治疗""痊愈"的基础上,再来简单地看看古代是如何进行"治疗"的。荣格派的分析家C.A.迈耶有关于古代"孵化"仪式的论述⑤。这跟现代心理治疗的本质有着密切的关系。按照迈耶的论述,在古代的"孵化"仪式中,最重要的是没有治疗者这个角色。想要接受神谕的人,经过沐浴等一系列准备工作后,进入神殿或者山洞等指定的地方,闭门不出,只是一味地祈祷、等待神降下启示。在阿斯克勒庇俄斯[1]神殿内做梦即意味着治愈。在那里,除了阿斯克勒庇俄斯像外,没有其他任何人。这时候,能非常强烈地感觉到是仰仗着阿斯克勒庇俄斯神的力量治好的。这无论如何只能说是神的伟业,绝对感觉不到是常人在治疗。

　　在古代日本,也有同样的孵化仪式,很早就有人指出长谷、石山的观音信仰就是如此。有名的亲鸾[2]的"梦的启示"也在这样的系统中占有自己的位置。

　　这时候,治疗的主体是神,重要的只是神和患者的关系。慢慢地为了举行仪式,司祭、解释梦的人等都参与进来,介于神与人之间。这么一来,就容易产生错觉:好像是被夹杂在中间的这些人给治好了一样。

　　相对于孵化,古来还有一种治疗法是由巫师主持的。这时候,生病的原因一般是"灵魂丧失"或者是"恶灵侵入",

　　1　希腊神话中的神医,阿波罗与科洛妮斯之子,因能让死者复活而被主神宙斯的雷火击死。
　　2　日本镰仓时代初期的僧侣,日本净土真宗的宗祖。

依靠巫师的力量找回丢掉的灵魂或者驱赶走缠身的恶灵,病就好了。这时候,看上去是巫师在治病,要做到这一点,巫师必须以某种形式与超越的存在发生关系,这种超越的存在往往是部族的守护神等各种各样的形式,但巫师和患者都必须对其抱有绝对皈依的感情。

无论是孵化还是巫师,治疗都是一种宗教行为。但是,如果介于神和人之间的人以为是靠自己的力量治好了患者,这时候宗教的意义就被淡化进而变为妖术了,也就是说,由人操纵着超越的力量来治疗病人。这种妖术,在现代的文明国家里也依然可以见到。

把治疗心灵疾病的任务从宗教和妖术的领域转化为科学领域的工作,这项事业是由弗洛伊德开始的。依照医学模型提示的方式,弗洛伊德认为既然西方医学能把治疗身体疾病的工作从神那里抢到人的手中,同样也可以把治疗心灵疾病的工作抢过来。

西方医学以心灵和身体、己与他的明确分离为前提,"己"(指近代西方确立的自我)把作为"他"的身体当作对象来治疗。以此为范本,精神分析家也可以把患者的"心灵"当作对象来分析、治疗。这就是弗洛伊德的基本思想。但是,治疗者和当事人之间的称为"移情"和"反移情"的感情非常复杂地纠缠住两者的关系。这时候,我们可以考虑做的就是,要成为分析家的人首先需要接受教育分析,也就是说训练出不受"关系"左右的人,以便彻底地贯彻"对象化"的逻辑。

即便做了这样的努力，治疗者和当事人之间关系的意义深度还是超出了我们已经做出的努力。后边还会展开讨论，也就是在这样的基础上，人们更倾向于认同成熟模型的思想。

我们虽然难以简单地承认弗洛伊德提出的所谓"科学"的方法，但因为他明确了"治疗"的立场，才使大家对分析家的责任、资格有了明确的认识，这一点我们还是要给予足够的肯定。

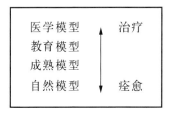

图1　治疗和痊愈

从以上的讨论，我们罗列了一下从医学模型到自然模型，可以得出非常图示化的图1。越往上，治疗的倾向性越强；反之，越往下，痊愈的倾向性越强。在实际的临床过程中，根据需要解决的课题性质的不同，治疗者用任何一种模型都可以工作，但是对自己比较擅长的领域还是要有明确的认识。

擅长使用"治疗模型"的治疗者，要时常反省：是不是为了实施自己的治疗方案，要求当事人迎合自己的立论？是不是不知不觉中把自己的解释强加到当事人身上？有没有对当事人提出不当的要求，从而歪曲了当事人本来的生活方式？反过来，强调"痊愈模式"的治疗者，也要经常反省：是不是在尊重当事人的自主性这一点上过于宽松？自己在治疗者的能力和责任的问题上是否欠缺权威？最让人头疼的是嘴上说着全靠当事人自己的力量才治好的，心里却认为是自己有本事，从而自我膨胀的人。

　　无论是治疗还是痊愈，不要忘了心理治疗原本就是一种宗教性行为。不知不觉中，治疗者自己爬上了我们早就否定掉的神的宝座，这就犯了大忌。这一点，需要时时自戒。

4. 治疗者的作用

　　站在"治疗"的立场上，治疗者的作用应该是好说清楚的。但在很多场合，因为依赖当事人潜在的治愈能力，就不是那么容易从外在表面看清楚治疗者的作用。有的短期就好了的当事人甚至说："我很想说多亏了先生，但怎么也想不出先生到底做了些什么。"作为当事人肯定说的是自己的实际感受。

　　比如说，当事人诉说"我现在不想去学校"，如果治疗者问"什么时候开始的""为什么"，搞不好，会让人觉得当事人是信息的提供者，治疗者只不过是一个信息的收集人。但若治疗者一声不吭，两人间的关系就断了。如何既维持着关系又尊重当事人的自主性，需要特别讲究听人诉说的方法、提问题的方法。当然我们这里说的"自主性"不是指当事人的"自我"，而是超越了"自我"的无意识的心灵作用的"自主性"。

　　治疗者和当事人的"对话"看上去像是普通的"对话"，但像我们前边说的那样，跟普通的"对话"有着微妙的差别，需要思虑周密。相当困难的案例，经过长期的努力有了好转以后，当事人对治疗者表达了下边的感谢的话。这对治疗者可以说是最高的赞词，非常令人欣慰。依当事人的说法，第一次来面谈时的印象非常深，"先生对我的面孔、服装没表示出任何兴趣"，"甚至对我说话的内容也没付出太多的注意"。

那么，治疗者的注意力到底在哪里呢？"先生的注意力不在我说的话上，而在我的最深处，把注意力都放在了可以说成是灵魂这样的地方吧。"

这可能有些夸张，作为治疗者，肯定会全面留意当事人的服装、容貌。这里，当事人可能想说的是，**在一般人表现出兴趣、容易有偏见的地方，治疗者并没有简单地被表面现象迷惑**。这看上去简单，确实很不容易做到。而且，当事人也很敏锐地捕捉到了治疗者的关心点。治疗者在当事人诉说的过程中，并没有把注意力放在可以说是"波澜起伏"的各个事件本身上，甚至要尽力不陷入这些事件表面的漩涡中，倾心听着这些事件背后灵魂究竟在诉说些什么。

有时，当事人有着"急迫"的问题，但治疗者又不表现出太多的关心，当事人甚至会觉得治疗者太无能、太迟钝。实际上，人时常会为了逃避灵魂的严厉要求，制造出一些"紧急"状况，这时候，治疗者稀里糊涂地受骗上当，话就没法再谈下去了。

当然，这种状况绝不是从概念上来追究就可以取得成果的，都是极端个别、极端实际的事例。当事人直接面对灵魂的严厉要求就会崩溃的话，治疗者还是需要奉陪他的表面的"紧急"状况，共同走一些曲折的路。明知忠告、建议没什么用，如果感觉到对维持和当事人之间的关系有用的话，我们不妨提一些建议。其实，提什么建议都不是问题，关键是因为这个行为对维持关系会起积极作用，才去提建议的。

即使我们倡导自我成熟、自我痊愈，但这些如果急剧地行为化则会带来很大的危险。比如说，把自我变革的力量极端地行为化，就会走向自杀。"死和再生"的模式可以说是心理治疗的附属品，这种模式的行为化经常表现为自杀，治疗者一定要非常慎重地应对。如果单纯地阻止自杀行为，也就意味着阻止了"死和再生"的进程，但不去阻止，一旦行为化了，一切都无可挽回。死本身不能用这么图示化的语言来表述，现实中需要非常细致周到的考虑，但可以说，仅仅单纯地阻止自杀行为，只能说明治疗者的能耐有限。我们不是说不要去阻止当事人的自杀行为，而是要考虑怎么样才能够既在象征意义的"死与再生"的过程中前进，又能避免肉体上的自杀。这样，治疗者的作用就显现出来了。

如何应对行为化（acting out，无意识行为表现），对治疗者来说真是很困难的课题。经常能够看到一些人，没有接受过正规的训练，根据书本上的知识做一些假冒的心理治疗，然后被当事人的无意识行为表现击垮，只好放弃了心理治疗这个职业。有关无意识行为表现我们在后边还会详细讨论。

治疗者应该作为当事人发生内在过程的"容器"而存在。正因为这样，才应该清晰地了解自己的极限。毫无疑问，人类总是在挑战自己的极限时向前发展，但感觉到当事人已经超过了自己的极限时，还是坦率地跟当事人商量沟通比较好。这样，既有可能找到其他更合适的治疗者，也有可能在意识到"极限"存在的情况下，当事人重新思考使得关系又能够存续下去，实现了新的发展。无论如何，**不要在极限以上勉强硬拼，对超过极限的状况没有清醒的认识是很危险的。**

我们单纯地总结了几种模式，这样很容易一根筋地想下去：如果治疗者的态度足够开放，那么当事人的自我治愈力量得到充分的发挥就会如何如何……其实，事情没那么简单。就算是经过训练的专业人士，具备了一定程度的基本态度，但也是在倾听当事人的诉说感到共鸣时，心灵才能开放。心灵开放了，当事人的诉说才能够达到一定深度。在这样相互作用的过程中，渐渐地向前进展。如果说只要治疗者的态度足够开放，有没有知识都无所谓，这又是狂妄之语了。正为了能够有开放的态度，才需要相当的知识，当然这个知识不扎根于实际的体验也是白搭。

作为治疗者，如果当事人呈现出的内心的内容超过了自己的容量时，应该想办法控制住。有些当事人精神并不那么脆弱，有足够的能力察觉到治疗者的容量极限，交给治疗者的任务也会比较合适。有些当事人做不到这一点，会把过去的经验、感情中窝在心里未消化的内容像井喷一样地爆发出来。走到那一步，随着自然的气势一股劲地发泄完以后，回到家里会陷入自我厌弃，或者突然觉得治疗者这也不好那也不好。出于过度的自我防卫心理，也可能就此中断关系，下回不再来了。预感到这样的危险性时，跟当事人说："你现在要讲的事情很重要，我们下一次再慢慢仔细地聊吧。"控制住井喷的势头是非常重要的。对绘画疗法、箱庭疗法等表现活动，也要留神提防。并不是像一般人相信的那样，只要简单地把内心的东西发泄出来就好。

与下一章的内容有一定的关联，在治疗室里，会体验到与日常生活不同水平的意识状态。因此，**在接近结束时，要注意把话题转向现实，让当事人的意识回到日常状态，做好回家的准备**。如果面谈进行到一定深度时，疏忽了这一点，会带来很危险的结果。

好像写得有些琐碎了，而且因为我先写了单纯简练的模式，有些担心大家把心理治疗的工作看得太简单。简单归纳起来，治疗者的存在是最重要的事情，治愈的过程自然发生时，从外表上看去，好像治疗者什么也没有做，但实际上，这才是极端劳心费力的事情。

举个例子，对某一个治疗者，当事人说他想自杀，但没有勇气。所以想在回去往车站走的交通特别拥挤的路上，故意制造交通事故死了算了。到最后，当事人说："实在对不起，先生，至少把我送到车站吧。"治疗者轻易地答应了他，从此相当长一段时间，当事人的依赖心理非常强，度过了一段对两人来说都很痛苦的时光。

这时候，预想到会诱发当事人的依赖心理，不去送他又会怎么样？当然这是基于当事人不会自杀的判断作出的决定。可如果当事人还是死了，这又是一个无可挽回的失败。所以，不存在一个任何时候都"正确"的答案。没有什么可以依赖,治疗者只能自己作出判断然后行动,这时候,去送还是不去送? 显然,不去送的时候治疗者耗费的内心能量要远远大于前者,虽然外表看上去什么也没做。

　　心理治疗师要尽可能地在耗费心血的一方下赌注。有些人误解了这一点,把为了当事人东奔西跑当作热心肠。当然,我们有时能力不足,不得不在自己的能力极限范围内忙乱些并没有深意的事情。但要搞清楚,原因在于自己的能力有限,而不是自己心肠特别好。

参考文献

① Jung, C. G., Mysterium Coniunctions, The Collected Works of C. G. Jung, Vol.14, Pantheon Books.

② 河合隼雄,《宗教と科学の接点》,岩波書店,1986年。

③ 福永光司,"中国の自然観",《自然とコスモス》,新岩波講座哲学5,岩波書店,1985年。

④ 柳宗悦,"棟方の仕事",大原美術館編,《棟方志功板業》。

⑤ マイヤー、C・A・(秋山さと子訳),《夢の治癒力》,筑摩書房,1986年。

第二章

心理治疗和现实

前面已经说过心理治疗是一项非常实际的工作。通常都跟要不要工作啊、要不要离婚啊这些实际生活中的事密切关联。从这个意义上说这个工作非常现实。但是，真做起来，你又会不得不考虑从根本上说"现实"究竟是什么？在哲学的领域里，从古至今有关认识论、存在论都有过很多论述，跟这些都有着很深的关系。但这里我们还是避免讨论哲学问题。如果说自己没有理解哲学问题的能力，那是没得说的，但作为心理治疗师，还是从自己的工作实际来思考问题可能更合适一些。不然的话，再怎么努力往哲学家靠近，你也赶不上专业的哲学家，而且越靠得近，越显出你作为心理治疗师能力的低下。不过也不能把哲学抛到一边，否则，心理治疗就太浅薄了些。

在书中也会时常引用一些哲学家的学说，我也是依此思考至今。这一章主要参考的是井筒俊彦的《意识和本质》（1983年，岩波书店），倒不是说我按照井筒的哲学来搭心理治疗的框架，而是自己在从事心理治疗过程中思考、归纳的问题点，井筒的著作给了我独特的方向性和解答。下边我们一边参考着井筒的论点，一边来叙述笔者的想法。

1. 所谓现实究竟是什么

一般来说，当事人都是怀抱痛苦需要诉说才会来访。比如一个大学生，认为自己两个眼睛中间下塌厉害，脸长得非常奇怪，一直很在意这一点而无法外出。自己觉得应该到整形外科去做手术，但是别人劝说应该先看看心理治疗师。本人心里还是不大想得通：又不是心理的问题，是容貌不好，跑这儿来干什么？

这时候，你看他的脸真的长得很普通，也没到长得很奇怪没法儿出门的地步。除了对容貌的不满以外，再没有其他奇怪的地方，所以可以很简单地判断得了"丑陋恐怖症"，这是神经症的一种。

问题是接下来该怎么办？你把"丑陋恐怖症"的名字告诉他，或者跟他说"你的脸很正常没有任何问题"，恐怕只能让他从此不再登门，事态不会有任何好转。心理治疗师应该努力在自己觉得这张脸很正常时让自己接受"这个人认为自己的脸很奇怪"的现实。这会怎么样呢？有些人主张治疗者这时候不对他的脸正常还是不正常这件事做任何判断，但笔者认为不大可能。只要你一想"我不可以做这种判断"，实际就已经意识到"这是一张普通的脸"。

为什么治疗者自己一边认为当事人的脸"很正常"，一边还要接受当事人"长了一张很奇怪的脸"的判断？这是因为**"现实"与人的"意识"是相关联的。**

　　人通过"意识"来认识外界,虽然会很简单地说起来"他的脸如何如何……",但从根本上说,到底"脸"这个意识是如何成立的? 人刚生出来看到妈妈的脸,会想"这张脸……"吗? 婴儿根本就不知道"脸"这个词儿。婴儿如果看得见的话,会意识到"……"这样一个难以赋予名称的存在。渐渐地,不仅仅为了把"……"与其他的存在区别开来,学会了用"脸"这个词儿来表达。

　　把"脸"和脸以外的存在区分开,就开始意识到"分离"这个机能。很多创造主题的神话,都在讲述着"天和地"、"光和暗"的分离。这样的话题重复了上千年,而且渐渐形成了人类通常的意识体系。

　　在日常生活中,我们也是根据这种通常的意识来认识现实:自己是主体,其他是客体。比如说房间里的桌子、椅子都作为客体,分化成为关联组织的构成单位。在我们的生活中,这些事情都是自明的。想到这里有把椅子的时候,就已经用了"椅子"这个词语来认识现实。不仅早已经忘了婴儿时期的"……"体验,而且是否看到真实的存在都很难说。也就是说,在想到"这里有一把椅子"时用到"椅子"这个词的瞬间,我们的意识就已经受到制约。

　　我们按照这样通常的意识来认识现实,已经无法知道这到底是不是"现实"本身。唯一能够肯定的是:我们和周围的人有着共同的认识。有这样的报告,有人在被宣告得了癌症知道死期临近后,看到外界的植物非常非常美、水灵灵的,很有生命力。但后来发现误诊，松了一口气的同时，再看外边的景色又跟平常没什么区别了。这种体验，井上靖在他的《化石》里也有描写，到底哪一种景色是真正的现实呢？

还有，笔者见到的精神分裂症患者在病情缓和时说起自己发病的时候，看到了"桌子本身"，好像要被这种体验吞没，但又找不到任何语言可以向别人表述。前边已经说过，我们看到"那里有张桌子"的时候，实际上看到的是被称为"桌子"的这个东西。相对而言，就像刚才笔者用"……"表现的状态一样，这位精神分裂症患者看到的是"桌子本身"，当然找不到合适的词语来表达。从这些现象来看，我们平常说的现实只不过是"现实的一种"，绝不能说这就是"现实"。

有关意识的状态，跟上边说的"分离"相反，接着就产生了"融合"。比如说别人出事受伤了，自己也感到痛苦。这种现象在动物中也会发生。这是一种自己跟其他存在的融合状态，意识就把握了这种状态。

现在，我们再回到开始说的例子。当事人认为自己的双眼之间过于凹陷，可以认为他正在描述"这样一个现实"，只是说"这个现实"显露在普通生活中就出现了问题。而且，当事人虽说对这个"现实"的正确性不做让步，但对自己整个的存在还是半意识地觉得有一些问题，所以持续地到心理治疗师这里来。**他的现实是因为两个现实的焦点无法重合、事情看上去有重影。**因此心理治疗师也应该尽最大可能地置身于双重的现实中。

　　由以上的考察可以说：**心理治疗师与其认为存在着"唯一正确的现实"，还不如多去关注：当事人是如何认识现实的？这个人认识现实的方法对本人有什么意义、跟周围的人有什么关系？**如果我们在考虑人类认识"现实"的意识时，用"层状结构"来描述人的意识的话，对我们的思考会有很多帮助。这句话的意思并不是说现实是层状结构的所以意识也是层状结构，或者意识是层状结构所以现实也是这样。不能因果关系式地理解这个问题，只能说是在认识到两者的对应关系后，更应该把注意力多放在心灵的存在上。这样说可能比较妥当一些吧。下边我们参照井筒的学说来讨论一下人类意识的层状结构。

2. 意识的层状结构

有关意识的层状结构,井筒有这样的论述①。

　　这里可以将意识的层简单地分为表层意识和深层意识,不用说这只是为了表述的方便而已。并不是说原来就存在着意识这么个东西,意识还有表面和深层。只是把我们常说的感觉、直觉、思念这些普通的心理活动的场所称为意识的表层。那么,下边描述的某种意识现象在日常的条件下几乎看不到它的存在,在这个意义上我们把它定位为意识的深度、意识的深层。

这段话,清晰地表述了意识的层状结构想法的意义。下面引用一下井筒也提到过的萨特的《呕吐》[1]中的有名的场景,作为某种意识现象的例子。

　　刚才我在公园里。栗树树根深深扎入土中,恰好在我的长椅下边。当时我记不起那是树根。字眼已经消失,与之一同消失的是物体的含义、用途以及人们在它的表皮上划出的浅浅标记。我坐在那里,低着头,微微躬着背,单独面对这个黝黑多结、完全野性的庞然大物,它使我害

　　1　也译作《厌恶》或《恶心》,这里的译文引自《恶心》,桂裕芳译,北京燕山出版社。

怕。于是我得到了启迪。

在前一节说到，人类的意识是为了区分事物而产生的。这是指通常（表层）的意识，与表层的意识完全不同的是萨特出色地描写的绝对未被分解的"存在"本身，这一点我们不能不了解。这跟刚才我们说的精神分裂症患者看到"桌子本身"的体验应该是类似的。

触摸到了"原生态的存在"，萨特直想"呕吐"，但依照井筒的说法，在东方的传统精神中，缜密的方法论及组织化的事先准备，使我们即使面对"毫无分离的存在"也不至于狼狈，因而不会呕吐。比如说，井筒举了老子的论述：

　　常无欲以观其妙
　　常有欲以观其徼

常无欲指没有绝对执着不放之处的深层意识。在这里，"桌子"啊、"树根"之类的名字都已消失，成为一个绝对无分离的"妙"的世界。与此相对应，"有欲"则意味着执着、贪恋，这是能看到的就是"徼"。所谓"徼"即意味着"以明确的边界线分离开的、用肉眼可明确看到的存在"。

依老子所说，**两个现实都要"观"，关键是两者的平衡**。话稍微岔开去一点儿，看看周围人的生活，没几个人在这一点上能做得很高明。有人一天到晚宣称"自己完全是无欲的，才不想什么出人头地呢"，可反倒是这种人欲望强烈到让人无语，或者为满足自己的欲望，每天都那么贪得无厌，突然某一天发现自己不知道为什么活着，一下子没了立脚点，身心均不安定了。这样的例子很多。还有些无欲的人，不顾场合说些伤害人的话，搞得周围的人目瞪口呆，哪里是观其"妙"了，简直就是莫名其"妙"。老子的境界轻易无法达到，但是这句话清晰地表述了心理治疗师所必需的态度。重要的是"无欲"和"有欲"的共存之处。

东方有很多有关意识的层状结构的思想，对此井筒都有详细的论述，这里想介绍一下作者在思考心理治疗时觉得最适合的一种。这不是唯一的，更不应该称为"正确的"，只是对于作者来说，它是最合适的。

人类的意识是"意象生产性的"，表层意识的意象和日常生活的经验密切相关，与此相对应，深层意识的意象则自我独立地活动。这种自律性的活动，经常被称为"妄想症""幻觉"，被当作异常来处理。这些状况从表层意识来看，确实是异常；但在深层意识的领域里，都有它自身的意义。当然，如果把意识的表层和深层混同起来的话，在日常生活中就会有很多困难，通常说的"异常"也就是这个意思。其实深层意识本身并没有什么异常，只不过看到一个现实而已。没有过这样体验的人很难理解这件事情，不过，只要想想睡着时做的梦，一定程度上还是可以明白的吧。我们的意志无法左右梦，梦让我们看到了无法预想的意象。

　　在深层意识里蠢蠢欲动的意象，怎么说呢，它也不是完全无秩序的状态。荣格主张，意象有其特定的类型。如果研究一下古代流传下来的神话、故事以及一些宗教绘画，再与精神病患者的幻觉、妄想和常人的深层的梦的内容做个比较，就会发现这当中有着共同的原型（archetype）。

　　荣格所说的原型是一个比较难理解的概念，井筒对此作了如下描述。

　　　　"原型"不用说是一个普遍的事理，但是它与通常意义所理解的概念的、抽象的"普遍事理"是不一样的。这是一个深深地吃进了人类实存的、活生生的普遍事理。区别于"抽象的普遍事理（abstract universals）"，菲利浦·威尔莱特（Philip　Wheelwright : The Burning Fountain）称其为"具象的普遍事理（concrete universals）"，和歌德的原现象（Urphaenomen）关系密切。按他的说法，只有真正的诗的直观才可能以"原型"来把握世界的所有事物。

　　原型本身并没有具体的形状，它以原始意象在深层意识中将"自己"显现出来。这样的原始意象，很难以表层意识的类型来分类。比如说，罐子、蜘蛛、熊等，按表层意识的分类法肯定属于完全不同的类别，而这些作为"母性的"一个原型的显现，具有其"原始意象"的意义。如果固执地认为抽象的、概念的思维是唯一正确的，那么理解起这些来就很困难了。

到目前为止,我们一直用了表层、深层这样的二分法来讨论问题,实际上意识的结构远远比这个复杂。

按图中所示的构造模型,A为表层意识,在它之下的部分都是深层意识。图的最下边一点,井筒称其为意识的"零点","完全按字面意思所表述的,这是心灵所有活动终极的地方,绝对寂寞不动的境地"。"反过来说,这也意味着所有心灵的活动均以此为渊源,从这里出发,成为活泼的意识的原点。我们不能不清醒地意识到这一点。"

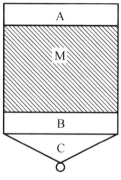

图2 摘自井筒俊彦《意识和本质》,第222页

紧挨着意识零点的C区是无意识的领域,越往B区靠近,渐渐地可看见通向意识化的胎动。对于C领域上方的B区域,井筒借用了唯识哲学的思想,称其为"言语阿赖耶识"。我们没有余力来解释唯识哲学,但可以说唯识学就像是佛教中的深层心理学,阿赖耶识为唯识宗八识中的第八识,这是宇宙万物展开的根源,含藏一切事物的"种子"。井筒把B区域称为"言语阿赖耶识",象征着"有含义的'种子'"隐藏于"种子"特有的潜在性的地方,大致相当于荣格所说的集体无意识或文化性无意识,是"原型"得以成立的场所。

　　我们一直在用深层意识这个词儿，但又说 B 区域相当于荣格的集体无意识，很不可思议。这是因为，在西方，把我们到现在为止讨论的"表层意识"和"意识"强力地同化了，所以不得不把深层意识称为无意识。用这张图来解释的话，可以说，因为 A 区域被固化得太深以至于和其他区域隔绝，所以要讨论 A 区域以外的事情就非常地费劲。而在东方文化中，依靠各种各样的宗教修行可达到深层意识的行为经常发生，所以用"深层意识"来把握这些区域。

　　连接 B 区域和 A 区域间广阔的中间地带 M，也就是我们讨论过的**"意象"**的领域。这**"在意识结构理论上，形成了表层意识和无意识中间展开的深层意识，并且在存在论上，形成了介于物理现实和纯精神现实之间的第三现实领域"**。法国著名的伊斯兰学者亨利·科尔滨（Henry Corbin）称其为"意象的世界（mundus imaginalis）"。

　　这样按照层状结构来把握意识，对于心理学家来说，"意象的世界"就变得极端重要了。

3. 幻想的重要性

到目前为止,我们所说的 M 区域的特性,井筒描述为:

（一）故事的自行展开性,或者说神话形成的发展性;

（二）大量的或所有的"原始意象"按一定的法则结合,形成井然的秩序体的结构化倾向。

这些确实非常重要,是理解 M 领域时必定要有的心理准备。

按井筒的说法,只要有机会,意象就倾向于故事性的展开。这也印证了为什么世界上有这么多看上去荒诞无稽的故事、传说、神话,被人们世世代代地传承下来。笔者有的时候也想到:我们做的梦不也是一种或多种的意象,在我们觉醒的瞬间开始了故事性的展开。只是比较难以验证罢了。

前边已经说到,在 A 领域和 M 领域,都会产生意象。如果人们在思考时比重偏向于自己的内心,认知外界时就会套用内心产生的意象。当然,我们不是在议论先有外界的存在还是先有内心世界。不管怎么说,讨论内心世界的时候——特别是思考自己的内心世界时——这么想就比较容易想明白。比如说,我们认知一棵柏树,让外界的事物与心目中的柏树的意象吻合,就得出了"这儿有一棵柏树"的认识。这种状况,很大程度上源于表层活动的意象非常切合于外界事物的这个事实。

当事人来诉说:"我的母亲非常恐怖,根本不允许我有任何自由。"这时候就有一个完全不给孩子自由的母亲的意象在发挥效力。这当然是一种事实,但是心理治疗师不会把这当作唯一正确的事实。问题不在于什么是正确的,如果这人因为这个"事实"而苦恼,那么我们应该共同思考:面对这种状况,我们能做些什么?而且,为了做到这一点,当事人探求自己内部的意象、内心的构造,也可以期待找到解决问题的头绪。因此,应专注倾听本人的诉说,也经常关注他所做的梦。

不肯去上学的孩子中,其实有很多人本意是想去学校的。但一到早上,要么是醒不来,要么是腿软得无法行走,自己也很痛苦,搞不明白到底为什么无法去上学。这样的孩子中,有个孩子对火箭很感兴趣,墙上贴满了火箭的照片,于是心理治疗师就让孩子说说火箭。因为是孩子自己非常感兴趣的话题,所以说起来兴致勃勃、很卖力气。心理治疗师一边听孩子说着,一边在心里描绘出了一个火箭奋力离开大地的意象。意象唤醒了意象,于是一个"离开母亲的孩子"的意象重叠上来。这时候,如果心理治疗师对孩子明说"你必须离开母亲,学会自立",那就太荒唐了!心理治疗师应该关注的是如何故事性地展开孩子内心的火箭的意象,并沿着这条线走下去。

　　初中生、高中生这样年龄段的孩子，有些会在忘我地谈论自己热爱的事物的过程中，解决了自己的问题。本人可能并没有意识到这一点，但作为治疗者，有些场合是能够明显地看到通过意象展开的治疗进程。

　　通过梦境，可以有效地了解M领域的意象。梦，正是不受表层意识控制地、自律地在活动。荣格也指出，梦具有"戏剧性的构造"，可以说是因为M领域的意象达成了"故事性的展开"。不能忘记的是：这也是一种事实。如何解释梦？谈到这个话题，当然可以站在表层意识的立场上，考虑怎么把梦境的意义嵌入表层意识中去，但笔者还是愿意把梦作为一种深层意识的现实来考虑，努力看清楚深层意识的层面上它原有的形态。

　　可以这么说吧：**听人说"梦"，不能忘记这是一种"现实"。同样，听人说"现实"，则不能忘记这是一种"意象"。**以这样的姿态去倾听当事人的述说，当事人的心灵深层就会被激活。

　　下边，我们来讨论一下井筒作为第二个特性所说的"意象的构造化倾向"。井筒称之为"对真言密教的曼陀罗、卡巴拉的生命树（Sephirothic Tree）构造体的思考"。故事性的展开与时间的流动一起在变动，而这个特性表现出了"与时间无关的动向，也就是所谓的全体共时性（totum simul）"。曼陀罗就是这样将所有的一切都归结为一个意象，以一幅曼陀罗图表现出来。在这里，用一个构造提示了"原型"相互关联的状态。

　　可以由梦、幻觉、幻象等看到这样的曼陀罗,也可以用绘画、箱庭的方式表现出来。因此,在心理治疗中时常会用到绘画、箱庭等手法。但即使这样也不能说,画出了类似曼陀罗的画或是在沙盘里摆上些什么,就把人的病治好了。由以上的讨论,我们也知道事情绝没这么荒唐。**只有当这种表现从内心深层自我显现式地浮上来时才有它自身的意义,用表层意识的记忆来画些类似于曼陀罗的东西毫无意义。治疗者一定要能领悟当事人的表现是从意识的哪一个层面孵化出来的。这个事情并没有多难,表现所关联到的层面越深,给予表现者本人、给予在场的人的感动就会越深。**

　　绘画或是箱庭并不是只重视曼陀罗性的表现,这也很可能是一种“故事性”的表现。特别是我们把当事人的作品“系列”地来看时,经常可以从中看出“故事”来。有可能一张画产生了一个故事,也有可能一个故事以画的形式表现出来。时间连续性的理解、共时性的理解,对于治疗者来说都是必不可少的。因此,我们鼓励当事人用自己的箱庭作品当素材来讲故事,或者把自己的梦用绘画或是箱庭表现出来。这样促进了当事人把握现实的能力,同时也使得这个“现实”状态不断地变化。

　　为了做到这一点,治疗者有必要多接触艺术、文学类作品,丰富提高对意象世界的见识。不过在心理治疗领域搞些很奇妙的“艺术性”“文学性”,是很让人头痛的。说到底,应该关注的是人的深层意识对现实把握的表现。

幻想这个词儿给人们带来误解，以为它是表层意识虚构出来的故事。其实虚构的故事是没有什么意思的。每一个心理治疗师都应该接受足够的训练，以便能够敏锐地判断真正的感动和虚构故事的感动在本质上的不同。

4. 现实的认识

荣格曾经说过**"幻想创造现实（Fantasy creates reality）"**，这句话直截了当地说出了我们这一章想要说的内容。"现实"是由每一个人的幻想创造出来的。这么说来，我们每一个人每一瞬间都在创造自己的现实。有人说，"创造"也太夸张了点儿吧，我们不过是在认知现实罢了。这时候，我们把认知这个词的英文realization套用一下，就发现，它跟荣格所说的非常接近。这个词，是"认知"的同时也是"实现"，在"认知"现实的同时必定伴随着某一种"实现"。也就是说人在把柏树认知为柏树时，已经有了一种实现。

可能有人觉得这个说法荒唐，那么想一下，一个人可以把一棵柏树认知为"耸立的柏树"，或是认知为"孤立的柏树"，或是认知为"感情高涨的柏树"，就能够了解把柏树认知为柏树时，个人实现的参与深度。认知总是伴随着博弈。

我们再来思考一下本章最初提到的"丑陋恐怖症"例子。当事者认识到自己双目之间凹陷这样一个"现实"，为这样的现实而深陷苦恼，总想着该怎么办。这时候，作为一个治疗者，不能去想"他的认知是错误的"，而是跟他共同去思考："他通过这个'现实'想要实现什么？"或者"通过这样的苦恼想要实现什么？"这个态度非常重要。

这种状况，告诉他"你的认知是错误的，正确的应该如何如何"，一点儿用也没有，其结果只能是让当事人从此再也不登门了。但也不能反过来：既然不能直说你错了，那么就装着你都是对的。这样总有一天也会露馅儿的。在表层意识层面，就算他的认知与通常的认知完全不同，那么在深层意识中，治疗者需要实现这样的事实：他的双目之间凹陷。这是一件非常困难的事情，如果治疗者知道自己还没做到这一点，那么需要自身花费相当的努力才行。

当然，这时候也有退路。如果治疗者认知不到"他的双目之间凹陷"这件事情本身，那么至少能意识到，当事人痛苦地挣扎在表层意识和深层意识的错位当中，摸索着寻求一个平衡点，在这样的实现过程中伴随着深深的苦恼。把焦点放在这上面去听当事人的诉说，也可以相当地成功。

但是，来了几次的当事人说了："我到先生这儿没什么用，我这是身体的问题，你还是给我介绍一个好点儿的整形外科医生吧。"这时候，该怎么回答？可以说，心理治疗的每一瞬间都在决定胜负。不同的对象、不同的时机，包括心理治疗师自身特点的不同，都会有不同的答案，没有现成的回答！但作为一般的思考，当"现实"呀、"认识"呀这些成为问题的时候，哲学的思索就变得非常重要了。或者像前边说的，艺术也变得必不可少了。

这里切不可忘记的是：我们是心理治疗师，不是哲学家，也不是艺术家。对着坐在自己面前的当事人，如果我们做不出什么具体的有意义的事情，事后摆弄一些哲学性的解说、艺术性的表述，那就无聊透顶了。对哲学或文学感兴趣的人,就去做哲学家或文学家好了,不必模仿个心理治疗师玩玩儿。心理治疗师忘记了心理治疗的实际,变得很哲学性或是很文学性,也同样没有意义。

插一段题外话,白洲正子曾经说到过小林秀雄的朋友青山二郎的一段话非常有启示[②],青山鉴定美术品是超一流的,认为"无论是人还是陶器,其灵魂都隐藏在看不见的地方,但是如果灵魂真实存在的话,它必然要在外在形式上有所表现"。他"尊重精神,但不承认精神性的东西",因为"精神性的东西遮盖了精神本身"。白洲也说了:"形而上学的腔调糊弄人的时候真是太方便了。"

心理治疗师更是要深刻认识到这一点:心理性的腔调,往往遮掩了真正的心灵。"精神性的""哲学性的""文学性的"这些腔调,让我们在每时每刻需要决一胜负的时候,逃避现场蒙混过关。青山说过:"如果灵魂真实存在的话,它必然要在外在形式上有所表现。"心理治疗师每日面对当事人,最最重要的是实现与当事人之间的"关系",这也是一种外在形式。忽略了这一点,罗列些冠冕堂皇的词语,不值一文。

第一章用到了"自然模型"这个表现方式,千万不要以为治疗者什么也不用做,当事人"自然"就好了。这只是想说明,在遵从这个模型时,心理治疗师在内在层面上需要下的功夫最多,心灵的能量消耗也最高。就像"呼风唤雨人"避开偏离了"道"的村庄,盖一间小屋,闭门不出等待自己回复到"道"的状态,想象一下他需要怎样努力集中注意力,就知道其心灵能量的耗费程度。我们不可能把自己放到"道"的状态下,但面对每一个当事人,要求我们能够达到某一种"实现",懒于做这个工作,就不可能成长为一个心理治疗师。像我们这些治疗者永远都是因为有了当事人才能得到锻炼。

不用说,在面对当事人的过程中,治疗者的M领域的作用变得越来越重要。从这个意义上来说,**治疗者应当时刻注意自己的梦境。如果当事人出现在自己的梦境中,则可以得到很多启示来理解与当事人的关系、自己对当事人的认知状况。**下边说的这个"梦中的当事人像"的例子,在其他场合发表过[③],这里再次引用一下。那还是二十多年前刚到京都大学上任几个月的事情,在记录梦的同时也写下了我的一些感想。当时因为学生运动热火朝天,经常有学生们称之为"团体谈判"的活动,记录中也谈到这些事。通过这个例子,如果治疗者能够了解到如何运用自己的M领域的活动进行心理治疗的工作,那就太好了。

　　梦:当事者A在谈自己的治疗体验时说到了心理治疗的专家,谈吐非常稳重。再说到初期的体验:"我说了好多好多,可是治疗的专家什么也不干,就光听我说了。"这时候听众都笑了起来。当然不是恶意的笑,是那种大家都明白怎么回事儿的笑。A也能够用一种揶揄的态度说自己的看法。"只不过有一点非常遗憾，没有经过我允许，就把我的画儿挂在那个房间了。"这时候，能看到挂那幅画的地方。这幅画像是欧诺雷·杜米埃[1]的《克里斯平和斯卡平（Crispin and Scapin）》，这时候跟 A 画的画儿就混到一起了。看上去，A 像是有一定的理解，并没有在这个问题上追究下去。这时候有一个听众（也像是一个来治疗的当事人）站起来说了几句嘲讽的话，A 也能幽默地跟他对答。我高兴地拍起手来，听众们也就跟着都鼓起掌了。然后，好像就换地方，记忆渐渐淡薄下去……

　　解说：梦见 A 对我来说是非常少见的事情。不管怎么说，跟以前不同，他现在精神状态好多了，这一点应该肯定。精神状态好到可以一直滔滔不绝地谈自己治疗过程中的体验，这也可以说是 A 到目前为止一直做的努力吧。最后换地方这件事也很有象征意义，会有一个相当新颖的转机。关于没有经过许可就把 A 的画挂出来这一段，我觉得跟自己昨天在学生"团体谈判"时的一些反省有关。当时学生质问 K 先生："有没有把患者当作研究对象？"在面对患者，一边尽可能人性地接触，一边又不得不把患者作为研究对象，这种二律背反在心理治疗中确实是个大问题。特别像学生那样认为你不过是把患者

1　Honore-Victorin Daumier，19世纪法国讽刺画家。

当作出人头地的工具，问题就更加难解了。当然，可能这个问题永远纠缠着一切把人格赌上去的"崇高的"工作。只是，每一个从事这类工作的人都必须时刻意识到这个永远无法解决的矛盾。就这样，昨天的事情立马出现在我的梦境之中，说明我在没有明确意识到的情况下，已经完全接受了学生们的挑战。作为一个心理治疗师，我觉得自己应该以自己的方式正面地接受学生们的追究。梦中，A适当地说说笑话，出现了杜米埃的画，可能也是提醒我，在A的治疗过程中，需要加入一些幽默的要素。

以上毫无省略地列出了当时的梦境和自己的一些解说。那时，跟患者A已经进行了长时间的治疗，别说讲笑话了，他一直就是一个跟"笑"没有缘的人。在梦中A的画成了问题，但现实是完全相反的，我从来没有在任何场合把A拿出来做过案例。这只能说明，在"团体谈判"时，学生指责临床心理学家把患者当作出人头地的道具时，对这种单方面的幼稚无知的言论目瞪口呆的同时，无意识中还是把它当作了自己的一个课题。

从这个例子可以看出，与当事人接触的过程中，治疗者的M领域也被激活，思考下去，就不仅跟外界事象有关，治疗者自身内在的、外在的"实现"都是必不可少的。只有通过这些，才能理解当事人，治疗才能有进展。

参考文献

① 井筒俊彦,《意識と本質》,岩波書店,1983年。以后引用井筒均出自此书。

② 白洲正子,《いまなぜ青山二郎なのか》,新潮社,1991年。

③ 河合隼雄,“夢のなかのクライエント像（Ⅰ）”,山中康裕、斎藤久美子編,《臨床的知の探究・上》,創元社,1988年。

第三章

心理治疗的科学性

心理治疗是否科学？这一直是笔者心头的一个重要课题。指责心理治疗的人，很多都会说道：心理治疗一点儿都不科学，完全是胡闹。也有人批判：这种宗教性的东西不值一提。按后一种人的说法，宗教性的就等同于非科学，也即等同于胡闹。

　　笔者在年轻的时候，同样抱有"科学万能"的想法，因此，一心一意地追求心理治疗的科学性。后边会说到我的想法早已改变，视角可能更多地放在了当我们指责一件事情"非科学"时，这里的"科学"究竟指的是什么？这个问题需要我们多花些心思好好地问一问自己。而且，当我们说"非科学就等于胡闹"的时候，是不是也能反思一下，这句话就这么颠扑不破吗？"科学性"的东西是绝对正确的，这种单纯想法的危险性早已如实地摆在我们的面前。

1. 科学的智慧

时至近代，自然科学迅猛发展，其效力之伟大有目共睹。我小的时候有很多相当于"做梦"一样的事情，现在都成为现实，真觉得没有人做不到的事情。科学的知识实在是太伟大了，所以现代人深信"科学"是唯一正确的"知识"，特别在学术界，像"社会科学""人文科学"这些词儿所显现的那样，靠着主张自己是"科学的"，来为自己争取存在的理由。

关于近代科学的本质，哲学家中村雄二郎有着这样确切的论述[①]："近代科学将一切事物都对象化，按照对待自然事物的方式作处理。其特色为排除了所有感觉性的、意象性的性格，一般化地将对象经验性地作出分析。"而且"一旦把事物和自然当作自身完结的对象来看时，这些事物就和我们失去了一切活生生的有机联系，失去了象征性、意象性、多意的性质，变成单意性、明白无误的实体。理所当然地，对于自然我们也就失去了表现性的词语，只剩下记述性、分析性的词汇"。

在科学知识领域里，把世界、实在当作"明确的对象"，这就意味着把对象和自己之间做了一个明确的分割。因此，观察到的事象与观察者本人的属性带有无关的普遍性。看到一个杯子，有人说感觉挺不错的，有人说拿来插花挺好的，这时候，杯子和说话的人之间存在着一定的关系。这些人自身的感情啊、判断啊都掺和在里边，而且各自的说法也没有对任何人都适用的普遍性。如果称一称杯子的重量，那么就有了通用的普遍性。

这种"普遍性"是非常强有力的。实在是太强大了，所以客观的观察就有了压倒性的价值，而"主观的"东西在科学的世界里立马失去其一切价值。比起其他学科，后起步的"心理学"也极力地想更"科学"些，不加取舍地承袭了近代科学的方法论，创造出了"实验心理学"这样的学科。这样，实验心理学自然而然地努力去排除人的"主观意识"的影响，把"人的意识"这么个麻烦的东西尽量赶出视野，专门研究人的行为。于是，所谓"没有意识的心理学"就成为心理学的主流，发展至今日。实验心理学是不是真的像自己标榜的那么具有"科学性"呢，这一点还需要做深刻的反省，这里就不再多说了。不管怎么说，我们承认实验心理学采用了近代科学的方法来研究人的行动。

这里举一个例子，印象很深所以在其他地方也提到过。一个领着不肯去上学的孩子来咨询的家长说："现在科学这么发达，按一个按钮人都可以到月球上去，就没有个按钮，揿一下就可以让我们家孩子去上学？"也就是说，科学都这么发达了，就没有能让一个孩子去上学的"科学的"方法？

这话说明了一个非常重要的问题，也就是说，想依赖于"科学的"方法，爸爸和孩子之间就必须处于一种完全"割断"的状态。就算是这个爸爸的情况比较极端，但事实上，我们或多或少都有一些想要通过什么方式"操作"别人的想法。也就是说,自然科学式的"操作"方法实在太强有力了,不自觉地就想把它运用到人身上去。但是有一点不要忘记,如果我们打算采用这种方式的话,那么就要跟这个人完全"分割"开来,形成一种绝对孤立的状态。

现在,因孤独而苦恼的人很多,我们可以考虑一下,其中一个原因是否可以归结为:心里不自觉地老想按照自己的意愿操作别人,在这过程中,一点一点地失去了人和人之间的"关系"。我自己也感觉到,来做心理咨询的当事人中很多都怀抱着这样"恢复关系"的课题。

如何来"恢复关系"呢?关于这一点,中村雄二郎认为,我们不仅需要"科学的知识",还需要"神话的智慧"。中村是这样叙述的:"在宇宙的秩序中,以浓厚的意图去探索围绕在我们周围的事物及由这些事物构成的世界,这种根源性的欲求形成了神话的基础。"

我们举个例子来思考这个问题。在古希腊,人们对太阳抱着一个乘着四轮马车的英雄的意象。这并不意味着他们不知道太阳是一个球体。他们既然知道太阳是球体,为什么还会对太阳抱这样的想法呢?其实这个形象更加深刻浓厚地体现了古希腊人和太阳的"关系"。也就是说,他们仰望的太阳,或者看到徐徐东升的旭日的感动,用这种意象才能够更加确切地表达出来。这时候,把太阳作为英雄的"神话的智慧"才具有意义。

荣格在非洲旅行时,看到人们在拜旭日。等到中午,指着天上的太阳问:这是不是神?没有人认可他这种说法。重复过多次这样的问答后,荣格终于意识到,对于这些人们来说,"阳光来到人间的瞬间是神,这个瞬间拯救了万物。这个瞬间才是原始的体验。如果下结论说太阳就是神,则失去了原始体验,也忘却了这原始体验"②。把太阳跟自己分割开来,然后去问:"这是神?还是不是神?"非洲人对这个问题本身就无法理解。**旭日东升和自己内心的体验是无法分割地结合在一起的,作为一个整体的体验才能够称为"神"。这样的人基本上不会因为"孤独"而苦恼。**

人类长期把"神话的智慧"错以为是"科学的知识",因此产生了诸多的"迷信"。启蒙主义打破了多种多样的"迷信"的同时,也把"神话的智慧"破坏得体无完肤。其结果就是,我们现代人反过来错把"科学的知识"当成了"神话的智慧"。关于这一点,我们将在下一节详细讨论。

2. 深层心理学的本质

第二章我们曾举了一个丑陋恐怖症的例子。这时候,最重要的问题是本人就是这样认识现实的。不把本人的主观当回事儿,想解决问题是非常困难的。治疗者重视当事人的主观认识,只能依靠当事人的报告。比起高谈阔论到底"科学不科学",优先考虑的应该是怎么做对当事人有用。

本人娓娓道来的诉说,只能是自身的主观世界。在这世界里,观察者和被观察者是同一人物。也就是说,现代科学中最重要的观察者和被观察者的"分割",在这种情况下界限非常模糊,根本不成立。但不管怎么说,当事人自己对自己的症状、自己的生活方式是怎么考虑的,这件很重要的事情,外人是无法轻易介入的。

创造了深层心理学的无论是弗洛伊德还是荣格,在其理论构筑的背景中都存在着自身的自我分析的经验,我们不能忽略了这一点。后来被艾伦伯格(Henri F. Ellenberger)称为"创造的疾病"的心理疾病,弗洛伊德、荣格都曾亲身体验过,并在克服这病态的过程中创立了各自的理论体系。弗洛伊德将弗洛伊德的心灵作为研究对象,荣格将荣格的心灵作为研究对象来分析。这时,两者都意识到将心灵分层状结构来看,对自己的研究非常有利,并将心灵的深层起名为"无意识"。自己能够把握住自身意识的通常状态,但还存在着一种自身无法把握的心理过程,这在研究自己的症状、生活方式时能得到很好的解释。对他们两位来说，发现自身的"无意识"有着深刻的意义。

基于以上所述，笔者认为**深层心理学的本质是一种"我的心理学"**，也就是说，**"我研究的不是其他人，而是我自己"**这样一种心理学。这里为什么不用"主观心理学"这个词，是因为比起一般所说的主观，这里的"我"的含义更加广泛。

深层心理学就是这样，某一个人在探究自身时是有效的，但拿去往别人身上套用一下，往往会产生些尴尬的现象。我们去说一个人："你这人攻击性很强。"如果这人承认的话还没有问题，如果人家不承认，再说："你这人很压抑，对攻击性没有意识而已。"情况会怎么样呢？这时候，对方无法抗辩，没有手段来证明自己是没有攻击性的。这种无法验证的事情不能说它是科学的。

如果因为深层心理学不是自然科学，就说它是欺诳的，弗洛伊德、荣格不过是自己随便说说罢了，这也未免太急于下结论了。他们的学说在一定程度上还是有其普遍性的。只是我们要搞明白：为什么？怎么样？

前边已经说过，深层心理学是一种"我的心理学"。但是我们应该注意到这不单纯是一个内省的心理学。它超越了用通常意识来思考、感受的范围。因此弗洛伊德采用了梦、自由联想的方式，荣格用了梦和后来开发出来的积极想象（active imagination）的方法。无论哪一种方式都异于通常的意识状态。做这样的尝试，就会发现像荣格特别强调过的那样,在作为对象的梦境、积极想象或者患者的妄想内容中,可以看到超越了个人因素的普遍状态。因此,荣格导入了"客体心灵（objective psyche）"或称"集体无意识",更进一步说明,心灵的深层以集体的方式共有,越往深处去,普遍性越强。这就是井筒图示的 B 领域。

还应该注意到,这里所说的普遍不同于一般自然科学的普遍性。自然科学的普遍性是排除了"我"的普遍性,对其所研究的对象任何时候都是适用的。但在深层心理学中,一切从"我"出发,当对象隐藏得越来越深时,因为一双尽可能客观地观察的"眼睛"的存在,使得"我在思考我的心灵的时候有用的普遍性"成为可能,这不能拿来简单地到处去用。而且,患者的报告是通过当事人自己说出来的,它必然也受到其个人因素的影响。

因受观察者个人意识的影响会产生差异,尽管天才的先驱们竭尽全力客观、普遍地构筑了深层心理学的理论体系,依然不可能在应用的过程中找出一个唯一正确的答案。因此产生了各种各样的学派。更严密地甚至可以说,**每一个人都应该自己去构建一个自身的深层心理学**。事实上,荣格的深层心理学并没有严密地体系化。通常,在意识以外存在着心灵的活动,可通过梦或其他非常态的意识状态来探究。这时候发生的现象即便用通常的意识无法解释,只要按照其本身的状态去接受,慢慢就能体会到它的意义。前提条件是心灵深层的现象有着相当的普遍性,我们非常重视荣格这样的天才的研究成果,但并不能简单地认为他说的一切都是完全的真理。特别像我这样跟他在完全不同的文化圈里生长起来的人,更是有这种想法。记述用的语言不同、观察的意识也相异。但在充分意识到这种差异以后,更能够加深理解。

弗洛伊德和荣格在对自己尝试自我分析时,都有着在边上倾听的人物,这件事情对两人的帮助不言而喻。弗洛伊德有弗利斯(W. W. Fliess)、荣格有托尼·沃尔夫倾听。**在保持一定客观性的同时进行自我分析,需要有一个精神上能支撑并且能够理解的人。分析师起的就是这个作用。**也就是说,在当事人的身边,支援着当事人的自我分析,这才是分析师。分析师绝不是拿着现成的理论往当事人身上套的那种人。

这时候,分析师和被分析者的关系就不像自然科学中那样的观察者与对象的关系,不仅不能切断与对象之间的关系,反倒应该非常重视主观的关联、瓜葛。当然,分析师跟对方同一化会引起混乱。尽管这样,如果只剩下跟对方完全切断的客观性,心理分析是无法进展下去的。

举个例子。有个孩子进了幼儿园,但是一直不跟其他孩子一起玩,在幼儿园也基本上不说话。喜欢心理学的幼儿园老师对孩子进行了心理测试,IQ值为65。结果判断为智能低下,没办法跟大家一起活动。而且一年以后,也没有任何起色。这时候,从"自然科学"的立场来看,没有任何失误。客观的测试,根据测试的结果作出预测,预测的结果也毫无差错。简直是"科学地"把握了事物现象。

类似这样的思考方法的重大错误在于，首先，没有意识到"客观测试"的态度本身就影响了测试结果。认为人是一成不变的存在，测定值也是固定不变的。用这样僵化的想法面对孩子，而根本没有意识到整整一年这样的态度对孩子的行动会产生什么样的影响。

按心理治疗的做法接近当事人时，不能用冷淡的客观的态度，而要对一切可能性持开放的态度。这不意味着测试的时候给孩子些提示或是分数批得松一些。有些人期待着讨这种便宜，会觉得心理治疗师的态度冷淡。但只有对心灵的可能性持开放的态度，与对方同感，同时尽量保持着客观把握全局的眼光，事情才有可能取得进展。

话题稍微偏离一些。如果我们以这种态度接触孩子的话，没准儿孩子的IQ值会发生变化，或者即使分数没什么变化，我们大致能推断出分数没有提高有可能是因为孩子过于紧张，对孩子还有多少可能性会心中有谱。最重要的还是从此往后并不以一成不变的眼光看孩子，对孩子抱着期待，孩子的行动必然会有所变化。我们作为心理治疗师，经常会在游戏疗法的过程中体验到这样的变化。

深层心理学是"我的心理学"，我以我为对象进行研究。但这时候，如果边上有一个别人，会更加有效。这个别人不是一个客观的观察者，而是共同走着一条路。共鸣的同时也打开自己的心灵深层，以这样的态度来接触当事者，效果是非常明显的。这确实跟近代科学的方法大相径庭，但因此就说这"不科学"的话,就有点太草率了。

　　自然科学本来就是为了弄清楚自然现象而产生的,到了近代已经确立了我们前边讲到过的方法论。主要原因在于把它与技术发展联系到一起,是人类操作"事物"时最有效的方法,也就顺理成章地成为研究自然时的首选。但是,如果对象是活生生的人的时候,如前边举的例子,其负面作用反倒更强。这里,我们不得不把它作为一个重大问题提出来。这一章的最后我们还会涉及对近代科学的反思。

　　是有些人忽视了上述有关深层心理学的思考,单纯地把它作为近代科学的一部分,轻率地把它的理论到处应用。如果被应用的人,能够马上意识到这是自己的问题,以此为契机开始了自我探求的路程,那么会有它的效应。比如说,妈妈为了孩子的问题来咨询,给她指出来:原因在于"母亲无意识地压抑了对权力的意识"。妈妈受到启发,突然明白了自己该怎么努力,并且持续努力下去,最终问题得到了解决。这时候,应该得到赞扬的不正是那位敏锐地理解了对方的一句话,找到了持续努力的方向并付诸实践的母亲吗?看不到这一点而自我陶醉,"我说了一句话,就解决了大问题"的人,绝对不能称为什么专家。

　　不过,大多数情况下,这么优秀的人是不会到心理学家这里来咨询什么的。专家们说一句话也罢、两句话也罢,什么变化都不会有的。和这样的当事人一起共同走过自我探求的艰难历程的人,才是名副其实的专家。到处炫耀着深层心理学的知识,更恶劣的是还挥舞着权力的大棒,家长、教师、医生,有的时候还有自认为是心理治疗师的人,拿着深层心理学来裁决当事人,实在是让人深感遗憾。我们一定要认识清楚,这样的人绝不是心理治疗的"专家"。

3. 因果律的效用和危害

近代科学的强有力之处在于用因果律来把握现象,而且带有普遍性,因此"这么做……就会导致这样的结果"的定理永远成立。把这与技术结合起来就带来了我们周围那些形形色色的方便、高效的机器,也就是说人已经可以支配自然了。对人来说,因果性地理解现象是非常方便的,所以会很习惯性地用因果思维看待、理解遇到的事情。碰见一些不可思议、难以理解的事情马上就会问:原因呢?理由呢?急于得到答案。

在第一章里我们曾介绍了可以说是心理治疗的理想的"自然模型",在其中,我们放弃了用因果的态度来把握事象。呼风唤雨的男子,并没有花时间思考干旱的原因到底是什么?也没有想着"我得做这样的事情,就会下雨了"。他不过是一心一意地把自己归顺到"道"的状态,而且,事后也不说"因为我达到了道的状态,所以下雨了",只不过是自己达到了道的状态和下雨这件事共时性地发生了。

有人说"呼风唤雨的男子"这种事也太夸张了吧?对这样的人,我们可以想一下前一节里说到的一些深层心理学的内容。我们已经说过,治疗者并不是对当事人应用一些理论,而是在当事人探索自己的内心深层时,起到帮助的作用。这时候,治疗者需要放弃用因果思考来把握当事人的问题,要对当事人敞开心怀。这样,当事人才能开始发挥自己的"治愈"能力,开始自主地思考问题,并有可能找出适合自己的相应的因果关系。但绝对要注意的是，发生这种动向的根本前提是治疗者不受因果规律束缚的态度。

我们举个例子可能更容易理解一些。小孩子屡次偷窃，班主任去家访。看到孩子的父亲酗酒、不出去工作，妈妈做计时工，家里经济情况很差，孩子想要些零花钱就只好去偷。这时候，老师很自然地就找出原因：都怪爸爸慢性酒精中毒。可是当爸爸的既不愿意见医生，也不愿意见心理治疗专家。作为老师也没办法，只好放弃。

我们时不时地会接触到这样的例子。我直截了当地把这种现象表述为：因果律式的思考，总是终结于"找出坏蛋"。这样"找坏蛋"，逃避责任时是很有用的：这事一点儿都不能怪班主任。很多人都很热衷于找"坏蛋"，甚至嫁祸于人。找来找去，终于找到了：都怪某某某不好！我在这里想强调的是：无论这种想法好还是不好，面对一个被逼到不得不偷东西的孩子，当下我们能做些什么？在这一点上，我们是这么无力。与其花精神去找出来谁好谁不好，还不如站在孩子的身边，满怀期待地相信孩子。这样做，看起来在绕远路，但其实，经常是最快捷的解决方法。

这么说的话，好像因果律的思考方式有百害而无一利。而现实又不完全是这样。这才是"人"的存在的复杂之处。像刚才的例子，认为"都是因为爸爸不好"的班主任，对着爸爸大吼：你这样把孩子逼成个小偷，就打算永远这么过下去？摔了爸爸的酒瓶，跟爸爸扭打在一起。过后，爸爸真的变好了，酒也不喝了，也好好去上班了，孩子当然也变好了。这样的美谈，现实中还是有的。特别是我一直跟现场的老师们有联系，经常能听到这样让人感动的话题。

这时候，我们需要冷静下来思考一下，把"父亲酗酒的话，孩子就会去偷窃"这个现象再一般化，得出的"父亲不好好工作，孩子就会堕落"这个结论跟物理学的定律好像有根本的不同。前边也说过，物理学的规律有其普遍性，可以应用到其他地方。而我们这里得到的所谓规律就谈不上什么普遍性了。有很多孩子，尽管父亲慢性酒精中毒，无所事事，自己还是成长得非常出色。这么一来，就认为这个结论是无稽之谈，那又怎么看待逼着爸爸戒酒、取得成功的老师？

对这种状况，我是这么考虑的。上边成功的例子，班主任老师赌上了自己这个人的全部存在，而且作为父亲，也有着接纳对方挑战的潜质，这是非常非常重要的。**要想改变现状，总得有人来注入强力的能量**。这时候，人总喜欢因果性的思考，"原因在爸爸身上"的想法，给了注入进来的能量流动的通道。但是，如果做父亲的没有潜在能力可以招架这些的话，煞费苦心注入的能量就会白白浪费，结果可能是一成不变。要说变化，可能顶多是爸爸从此记恨着老师而已。

这么下去也不是个办法，于是把孩子叫出来做心理治疗，然后心理治疗师就默默地坐在了孩子边上。有时候，孩子觉得无聊透顶，下次再也不来了。这只能说明治疗者并没有赌上自己的存在，等于连理解非因果性的现象这么一个单纯的手段、目的都没有。这时候,尽全力是一件非常困难的事情,考虑到这一点,即使没有普遍存在的"正确的"定律,那么依靠某种因果定律赌上自己,可能会产生很好的效果。但,不可忘记这种做法并不总是灵验的,对其危险性也要事先做好充分的思想准备。不然的话,可能最终结果不过是找出来一个不是自己的"坏蛋"而已。

对心理学家来说,解读事象的非因果性关联的能力是非常重要的。不靠虚假的原因—结果式的思考作支撑,放弃因果律的思维后,仍然能把自己的存在赌上去,我从心底里祈愿大家能做到这一点。为什么用祈愿这个词?因为我不认为简单地靠意志就能达到这个境界。但如果我们不间断地修炼,慢慢地是能够接近这个目标的。从这个意义上来说,这是一个日积月累努力达到的过程,但这种努力需要包括潜意识在内的开放的态度作支撑。作为心理治疗师的训练的一部分,这一点非常重要。

我们再回到前边举的例子,如果做父亲的本人认识到"都是因为我无所事事,不好好劳动,搞得孩子出去偷窃",事情又会怎么样呢?这时候,不是外人把因果定律强加在本人头上,而是本人把握了现状、开始自主地思考自己的问题了,那么,治疗者可以沿着这条线走下去。当然,无论如何,只能充分尊重本人的自主性,按照当事人的动向行事。如果因为听到当事人说"原因在自己身上",就放下心,以为万事大吉了,没准接着就落空了。

4. 人的"科学"

以人为对象,也可以把人明确地分成心灵和身体两部分。以身体为研究对象时,运用近代科学的方法可以得到相当辉煌的研究成果。甚至,在以人的心灵为对象时,设置一定的条件,依然可以采用近代科学的方法。但是,把人作为一个整体来看待的话,我们不能对观察者和被观察者之间的"关系"不闻不问。而且,如我们已经讨论过的那样,正是利用了这种关系,才取得了相应的研究成果。如果因为与近代科学的方法有着很大的出入,就得出"非科学"等于"无用"的结论,不能不说有些太性急了。我们前边也重复了好多遍:这时候近代科学是很无所作为的。

那么,我们究竟该如何表达心理治疗的所作所为呢? 中村雄二郎提出了自己的看法:相对于把近代科学的方法论称为"科学之知",那么,用"临床之知"来强调心理治疗的意义。另外,生命科学的研究者中村桂子提出了"生命日志"的说法,指出"生命科学"的研究应该朝着"生命日志"的方向发展。下边我们引用一段中村桂子的论述③。

在进行了彻底的分析之后,能看到对面走来的不是把一切还原为一个元素的世界,可以说那是一个滔滔逝去的时间讲出来的故事。这不仅仅是生命科学,物理学也同样如此。近似图形的现象、对宇宙论的关心均如此。

自然解析有了长足进步，我们的知识已经不是无连续性的片断，对生命、对宇宙我们已经可以说些什么了。一直以来用自然解析式的方法来看自然，可自然却从不让我们看见其本质。到今天，我们已经认识到我们需要读出它的故事。我们不是可以说这两方面已经开始重叠起来了吗？

站在生命科学最前端的科学家有这样的表述，不能不引起注目：**论及生命，比起"科学"，"故事"更有价值**。"故事"，有了说故事的人的主观参与，才有可能成立。

中村桂子的主张，很明显是对今后"科学"的理想状态的一种提议。这样的话，我们可以把它看作是"新科学"。为什么这么说呢？在心理学的领域里，"科学至高无上"的思想还是根深蒂固的。如果说心理治疗是一种非科学的东西，那么大家就会认为没有什么价值，把它丢在一边。如果说心理治疗的终极是以人为对象的"科学"的一个分支，它不过是跟近代科学在方法上有着不同，这样就比较容易被人接受。其实，怎么说法都是无所谓的，但考虑到其他领域，这样做还是有其方便之处。

以人为对象，是把人作为有生命的整体对象，而不是把人作为一个"客体"，冷淡地推向一边。正像中山雄二郎所说的那样，用"自主地互为主体地并且相互作用地参与"的态度来干预现象。以此为出发点，中村更指出了"不假借普遍主义的名义解除自己的责任"的特点,这是极其重要的一点。在心理治疗的各个场合,比如说,我们该不该去阻止一个要自杀的人?以"一定要阻止自杀"这样的普遍主义的名义来行事,一般是没有什么效果的,或者会给以后带来很恶劣的影响。或者有的时候盲目地以"越是说要自杀的人越是不会真的去死"这种错误的普遍主义的名义行动,得到了追悔莫及的后果。作为心理治疗师需要一定程度通用的普遍性,但最重要的是保持"不解除自己的责任"的态度。

　　以有生命的人为对象的科学,医学为首,还有护理学、家政学、保育学等。医学领域,依靠采用近代科学方法的西方医学取得了天翻地覆的进步,因此时不时地就会忘记它的对象是"有生命的人"。如果对使用"医学"这个词儿有抵触情绪的话,"医疗学"可能跟我们所说的心理治疗的世界会更加接近一些。无论如何,我们这里列举的护理学、家政学、保育学,历来都被认为是比较"女性"的,这一点很值得吟味。笔者在开始学心理治疗时,其他心理学领域的人曾指责过:这种东西是一个大男人该学的吗?想来也是出于同样的想法吧。

　　在大学这样的研究机构里,非常学术性地作为"学问"而认可了护理学、家政学、保育学。因为过于遵从现代科学的方法论,这些"学"作为学问而成立,但与护理、家政、保育的实际状态拉开了距离,"学者"好像都待在一个与"现场"游离的世界里。其原因可作如下考虑。以活生生的人为对象的科学,既需要男性原理也需要女性原理。而近代科学(以及运用近代科学的近代自我)过于偏重于男性原理,才产生了这样的结果。这是我们在今后发展"人的科学"时,心理治疗和这里所说的其他领域共同协力进步时需要领会的要点。

作为人的"科学"来看,需要记录事象,从中找出一定的"定理"。但这时候,观察者的主观也纠缠进来,就遇到了困难。如果以主观参与为前提,与其说"记录",不如说"讲述"是一个更贴切的表达方式。与"说"相比,"讲述"则具有一定的"条理",这个"条理"是由"讲述"的人构成的,里边一定潜在有某种"理论"。这么说给人很恣意妄为的感觉,但这种讲述出的"故事"能被多少人以什么方式接受,才是对它真正的评价。

可能有人想说"这也太不科学了"。我们来看看主张生命日志的中村桂子引用的诺贝尔化学奖得主彼得·米歇尔的看法:"科学被误解为客观的真理。而实际上,科学不过是个人的心的世界(第二世界)所描绘的实在世界(第一世界)的社会表象(第三世界)。"当然,在心理治疗领域,存在着用心的世界描绘心的世界的两重性,问题就变得更加复杂困难。也正因为如此,"讲述故事"就越发重要。

以上所说,在我们国家称其为"新科学",与新时代科学主张也有共同之处。笔者有时候附和这种动向的同时,也与其保持着一定的距离,因为提防着任何"运动"呀、"主义"

呀走向教条。我认为，既然是"科学"，就要意识到自己之所以立足的前提条件，并且对此永远保持着怀疑的态度。只是，就像中村雄二郎所说，在研究人的科学领域，研究者"自主地参与"是绝对必要的。一边怀疑一边参与，或者一边参与一边怀疑，这是研究者应保持的基本姿态。

参考文献

① 中村雄二郎，《哲学の現在》，岩波書店，1977年。以后无特别说明时，引用中村均出自此书。
② ヤッフェ編（河合隼雄、藤繩昭、出井淑子訳），《ユング自伝》2，みすず書房，1973年。
③ 中村桂子，《生命誌の扉をひらく》，哲学書房，1990年。

第四章

心理治疗和教育

心理治疗和教育同样有着深度的联系。现在的教育现场[1]确实存在着很多因心理问题而痛苦的孩子们以及教师们。特别是拒绝上学的孩子的问题，最近经媒体大肆报道，得到了普遍的关注。孩子不肯去学校，对家长来说是个无法忍受的事情，总是急着想要找出解决的方法。后边我们还会谈到，除了文化、社会的因素，再加上家庭的因素，这不是一个可以简单收场的问题。也不是说只要让不肯去上学的孩子去上学就行了，超越这种表面现象，深处存在着的重大课题和教育的根本问题有着密切的联系。

有关教育，当然需要从制度、行政、哲学的原理等各种角度来看。这一章我们仅局限于从教育和心理治疗的关系来谈论教育。或者说作为一个心理治疗师是如何看待教育问题的，或者说我们应该如何参与到我们国家的教育现场。

笔者大学毕业后在一所初中高中一贯制的私立中学做过三年数学教师。虽然时间不长，这个经历

---

1 在日本，"学校""教育现场"这些词大多数情况下仅指小学、中学和高中，不包含大学在内，教师也仅指小学、初中和高中的教师。一般认为大学为研究机构而不是教育现场，大学教授的身份更偏重于学者、研究者。

对考虑教育现场的问题有很大的帮助。在大学奉职以后,也不断地跟幼儿园、小学、初中、高中的老师接触,直到今天。因此可以说在思考教育问题时,能够站在一个比较方便的立场上。最近,1988年,京都大学的教育学部作为研究生院的独立专业,创立了"临床教育学"讲座,和教育现场的交流变得更加密切了。基于这些经验,我们来思考一下教育问题。

1. 如何思考教育

　　教育这个词可以分解为"教"和"育"两部分。而且"育"既可以做他动词也可以做自动词[1]。

　　　　教
　　　　培育
　　　　发育、成长

　　这样排列起来，可以看出它们直白地表现出了教育所具有的深度。**在学校，必须教很多很多东西，但是，为了让这种"教"能够成立，孩子们自己要"发育成长"到一定程度才行。**在孩子们无法接受的状态下急着去教，是没有什么意义的。

　　特别是，当"教"的内容不局限于知识、扩展到生活方式时，学校里称其为教导，那"培育""成长"的比重就更高了。一个抽烟的高中生，因为不知道未成年者不能抽烟，我们告诉他这个道理，问题就解决了。谁都知道事情不是这样的。同样，对着一个不好好学习、偷懒不肯去学校的孩子，我们"教"给他"孩子就应该去学校"，也是没有用的。这时候，怎样来"培养"这个孩子就变得更加重要了。

　　这样看下来，我们在心理治疗现场提到的根本：等待本

　　1　日语中"育"作他动词时意为"培育"，自动词时意为"发育、成长"。

人潜在可能性的成长这样一种态度,在教育的现场同样极端重要。事实上,我见过很多在学校里被称为"问题学生"的孩子,心理治疗师跟这些孩子面谈收到了很好的效果。非常极端的场合,只要默默地听来面谈的孩子诉说,孩子慢慢地就好了。或者在游戏疗法中,真就只做做完全字面意义上的游戏,也就好转了。当然,面谈时听孩子诉说或者跟孩子一起游戏时,心理治疗师的根本态度影响了孩子状态的变化,这跟平常的杂谈和玩耍绝不是一个层面的事情。

孩子通过心理治疗行为得到改善后,经常会有老师或者家长来问:"先生是怎么教导孩子的?"大人们一般都比较喜欢"教导"。如果"教导"可以让人变好的话,那么我觉得最好就是先从"教导"自己开始。**可人们总是把自己的事搁一边不谈,喜欢去"教导"孩子。对着孩子指手画脚,实在荒谬之至。**话说回来,这种喜欢教导别人的心情也可以理解,摆出一副教导别人的架势,"教导者"和"被教导者"就能区分得很清楚,而且,如果有什么好效果的话,就是自己"教导得好";如果"被教导者"总是不听话,也有理由开脱责任:"我都这么费精神教导他了,道理讲了多少遍。"很显然是不听话的学生不好了。这样,教师的地位永远不会受到威胁。这种热心的"教导",外表看起来非常"教育",但绝不是真正意义上的教育。

我们谈到教育时,可以有两种形象。一种是训练动物,教动物很多习惯、规矩、本事;一种是培养植物。两个方面都很重要,但我总觉得人们比较容易忘掉用培育植物的形象来思考。只要有阳光、土壤,植物靠着自己的力量就能成长。这时候,人为地去拽一拽芽子、把花苞扯扯开,都不会有什么好结果的。这里,相当于土壤和太阳的,应该是教师和父母等孩子周围人们的温暖的、耐心等待的心。这看上去在走弯路,其实是一条最近的捷径。我们在现实中,看到了太多的孩子,被"热心教育的"人把成长的"芽"给摘掉,把欲放的"花苞"给揉碎。

不用说教育中"教"也是很重要的。只是不能一叶障目,偏重一方。忘记了全体,反倒会带来害处。我们前边也说了,教师一般多倾向于"教",所以,为了纠偏,日常应该注意在自己的心里描画一棵植物的形象,多多练习如何耐心地等待着它成长。对植物也需要施肥,但施得太多或者在离根部很近的地方施得太多,都会引起根部腐烂,彻底毁了它。这一点,作为教育者也应该时刻记在心头。

但教师像个心理咨询师一样,认为在教育现场应该给学生绝对的自由,或者以"绝对不教"为信条,说自己的教育是尊重学生的"自主性",这种做法同样不值得推崇。心理治疗的场景,是在时间、场所完全受到限制的框架内进行的。自由,只允许在这个框架内发挥。人类,在接受自由的恩惠时,必须要受到某种限制。没有框架限制的自由,只能让人陷入深度的不安,无意识地自己制造束缚自己的框架,反而得不到有意义的结果。而且,学校本身就是一个需要教很多东西的地方,甚至在心理治疗的现场也会出现需要"教"的时候。心理治疗的根本是聚焦在自身的成长上,但是到达一定的阶段,治疗者的"教"有时也是必要的。

特别是最近,人们疏忽于家庭教育,地域社会的教育功能也完全弱化,产生了很多不懂"做人的基本道理"的年轻人。大学里经常由学生社团、体育俱乐部的学长们在充当这个角色,但时不时地会出现相当扭曲的状态。因此,心理治疗师经常不得不教给孩子们所缺乏的"做人的基本道理"。这倒不是说我们判断什么事情都要以社会世俗的"基本道理"为准则,而是,在了解基本道理之后,才有可能产生出每个人独自的判断。不能说因为你是心理治疗师,你就必须按社会约定俗成的价值观生活,但有必要了解社会约定俗成的基本道理、基本价值观。

2. 教育现场的问题

在教育现场导入心理治疗的思想的主要起因可能是罗杰斯早期主张的"非指导性"心理咨询。我们前一节也提到,大多数老师比较倾向于"教"和"教导",可以想象,对这些老师来说,解释"非指导性"之有效的思想会带来多么大的冲击。这件事情有其自身的意义,但初期的非常肤浅的认识还是在教育界引起了一种"教导还是咨询"这样对立性的争论。这不能不说是一件令人遗憾的事情。教导派的人认为对学生就要严加管束,攻击心理咨询派太散漫了。心理咨询派又反过来攻击教导派剥夺了学生的主动性,只追求表面形式的完美。这些都没能引出建设性的论争。

用这种单纯的两者取一的逻辑,不可能解决教育的问题。不管怎么说,教育是以"人"为对象。我们也重复多次强调,以活生生的人为对象,简单地以严密的逻辑来考虑问题,事情不会有好的进展。涉及人,大多数情况下就不是"这个还是那个"的选择题,而是"这个也需要、那个也需要"的思考方式。当然,这种思考比起单纯的两者选一操作起来要困难得多。现实中,我们不做简单的"教导还是咨询"的选择,就必须不断地思考:作为一个老师我应该怎样严格而又温暖地对待学生? 如何在引导孩子遵守规则的同时又能保证孩子的自由度?

罗列些不可能实现的理论是没什么意义的,我们来谈一些实际问题。每一个人作为人都有各自的倾向、喜好。同样，作为教师也会有人喜欢"教导"，有人擅长"咨询"。那么，就以自己喜欢的方式为起点，只要以孩子为中心，即使以采用心理咨询的方式为主，也会遇到需要对学生加以限制、需要斥责的场面。以"教导"为出发点，同样会有痛感需要理解孩子心情的时候。笔者多年来接触到很多现场的教师，**不管是以教导为起点，还是以咨询为起点，能够不陷于教条主义，在任何情况下都以学生为中心不断地思考的人，都会取得长足的进步。**

再谈谈一般论。对咨询抱有兴趣的人，大多数属于母性原理比较强的类型。但作为心理咨询师，其成长要求必须同时掌握父性原理。心理咨询师或者教师，需要有这种"两性俱有"的倾向。这样，适合于锻炼我们这两方面的当事人或者学生登场，在以他们为对象恶战苦斗的过程中，我们自己也成长起来了。

把心理治疗的思想引入教育现场，不能不特别留意在这个过程中产生的破坏性。人要变化是一件相当不容易的事情，旧的东西破坏掉，新的体系要建立起来，这种破坏力时常会殃及近邻。或者说，在把破坏转化为建设的过程中，需要一个能够包容它的容器。这种破坏力朝内发展会引起自杀，朝外发展会给别人带来危害。以破坏各种规则的形式表现出来，有时候引发的状态甚至会使学校这种组织难以正常维持。

做心理咨询时会碰到高中生说自己抽烟喝酒,如果把这种事情都一样一样在教学会议上报告,那就没法儿继续做下去了。以前碰到这样的例子,中学生说自己藏着一把枪,这个秘密该怎么办?判断就很难了。如果咨询者认为"当事人的秘密无论如何都应该严守",事后学生被警察抓到,而且本人还交代说"我以前已经告诉了心理咨询的老师了",会把心理咨询师逼到绝境。

这个例子中,心理咨询师把"严守秘密"当作一种绝对的教条,并且不加思考地去遵守它,这种态度是有问题的。回想一下,前边一章我们讨论"临床的智慧"时引用的中村雄二郎的论述中有这样一句:"不以普遍主义的名义解除自己的责任。"**认为某一种规则是普遍的,我只要按着规则行事就行了,对一个心理咨询师来说最危险的事情就是想以这种方式来解除自己的责任。**心理治疗有各种各样的原则,但我们要做的就是彻底搞懂这些原则形成的缘由,面对各个不同的场合,以自己的责任作出决断,而不是照搬教条。

上边说的中学生持枪的情况下,最恶劣的处理方式就是对着当事人一声不吭,过后又到警察那里去告发。以这种背叛的方式是不可能做好心理咨询的。知道了中学生持枪,到底跟警察说好呢还是不说好呢?或者说也不行不说也不行。这时候,不要陷于两者选一的狭窄思维里。觉得怎么样都不行,正说明自己没有明确把握事态。不要急于找出结论,静下心来好好思考一下:这个孩子为什么要持有一把枪?为什么不是别的时候,而正好是现在要把这件事情告诉心理咨询的老师? 在围绕着孩子和自身的整体状况的变动情形中来看问题的话,解决的方法就会浮现出来。这样,我们在一般社会理念的基础上,可以找到一个仅此一回的个别真理。

其实,大多数当事人都有过这样的经历,在一种焦虑的状态下被逼到两者选一的死胡同,却选什么都得不到好的结果,无所适从。作为心理治疗者,没必要单纯地着急。静静地重新审视一下整体的状况,找出一条新的道路,是我们这些心理治疗师应该追求的目标。我们说,当事人无意识当中就是要把心理治疗师逼到一个同样无所适从的窘境,是不是说过头了呢? 如果我们看到在心理治疗的过程中,心理治疗师几乎总是把当事人所经历的痛苦和危险同样经历一遍,就可以理解这话有一定的道理。

笔者非常幸运的是能够有很多机会听到现场的教师们直接的声音,也经常能看到像上边例举的困境中,教师为了打破僵局豁出去了的勇敢行为。有的老师跟孩子正面对决,有的老师毅然地对孩子说:"听了你刚才的话,我无法做到严守秘密。所以从现在起请你让我辞去你的咨询师的工作。"只有在教师和学生的上下关系消失后,人与人在水平轴上互相面对的状态出现时,才能够期待看到我们希望的结果。

人和人在水平轴上相对,说起来非常动听。所以经常能听到有的老师说自己跟学生一直是平等的,还有人说自己跟学生就是朋友伙伴。碰到这种情况,我都会说"那你应该给学校交学费的"。一方交着学费，一方领着工资，怎么可能是完全一样的呢？**自己担任的学科中，无论是知识还是有效地把知识传授给别人的方法，教师肯定远远胜于学生，而且在学科知识以外的人生经验上，教师也必须比学生丰富许多。即便这样，学生和老师完全对等，甚至学生在老师的水准以上的情况也会出现**，如果老师能在清醒地认识状况的前提下，充分发挥自己的价值，教育的意义也就体现出来了。没有这样的认识，老是想压着学生一头肯定会导致失败，老是想跟学生绝对平等依然会导致失败。老师能够跟学生在水平轴上相对的机会并不是那么说来就来的。教师平日的努力日积月累，说不定哪一天，突然就有这样的机会惠顾。时刻留意做好准备，不要放过这样的机会，充分发挥其作用，这才有意义。

心理治疗的过程总是从破坏走向建设，在这个当中时刻不能忘记可能会给集体、给组织带来的威胁。举个简单的例子，如果学校里建立一个心理室，在这里进行心理咨询，那么，我们应该想到心理咨询室内发生的"秘密"对周围就形成一定程度的威胁。对有些校长来说，心理咨询室里发生着"自己不知道的事情"，这件事情本身就让人不安。有的班主任觉得自己应该对班上的同学所有的情况了如指掌，可孩子们在心理咨询室里说些什么自己却一无所知，实在让人生气。

秘密真是一把双刃剑，既深层地参与了某一个人的人格确立过程，反过来又极具破坏性，使得持有秘密的本人和周围的人深受伤害。有关这一点在其他地方也有论述[①]，这里不再重复了。但是作为一个学校内的心理咨询师，一定要对周围的状况有清醒的认识，自己处理"秘密"的方式很可能会激发周围人相当危险的感情。要把握好从校长到有关的教职员对这种状态的耐受力的强弱状况，才能够行动。

担当了一个孩子的心理咨询师，通过这个孩子的变化，或者在孩子变化的同时，家庭、朋友、班级甚至有的时候是整个学校都会受到牵连。这个过程进行得顺利的话，自然再好不过了，可任何变化都会伴随着痛苦，到处都受到抵制也是理所当然的。这时候，如果我们不能对周围的痛苦和抵制产生共鸣，也就没有资格成长为一个心理治疗师。在学校做心理咨询工作，却老是抱怨周围的人不给予理解、什么也做不成，那就太愚蠢了。周围的人不理解是再正常不过的事情，与其哀叹，不如从好好理解现实状况做起，这才是学校心理咨询的起始点。

有些教师转向心理咨询，很露骨地觉得自己是在"做好事"，这种人一般都坚持不下去。没准儿你确实是在"做好事"，但要认识清楚，你要做的好事会给周围人带来相当的麻烦和不安。

3. 临床教育学的必要性

谈到现在,我们可以看到,心理治疗和教育本质上有着相当重合之处。但从历史上来看,两者互相认为是异己,都采取一种敬而远之的态度。从心理治疗的角度来看,教育总是过于强调理念、强调制度,不大重视个人的内心世界。反过来,从教育一方来说,心理治疗是以"病态"的人为对象,根本不了解健全的人的成长是怎么回事儿。可以说,互相的误解也是导致了敬而远之的一个因素。

但现在,学校里,以拒绝上学的现象为代表,心理上不同程度持有一些问题的孩子越来越多。在教育现场,完全无视心理学的思考方式、无视现场的实际问题来谈论"教育学",已经逐渐失去意义了。另一方面,实施心理治疗的过程中,从回答当事人的尖锐问题的意义上来说,也必须认真思考学校到底是什么? 学校的校规到底有什么意义? 如何考虑入学、开除学籍等制度的意义? 绕开这些"教育"的问题,心理治疗也是无法做下去的。在实施心理治疗时,尊重孩子的自主性、尊重孩子的想法,这些都不意味着心理治疗师可以没有自己的主见。一个人有着自己独立的思考、依靠自己思考的结果,才有能力去尊重对方的想法。因此,临床心理学和教育学通过教育的现场,比以前得到了更深度的结合。

考虑到以上这些要素,京都大学教育学部在日本率先创立了临床教育学讲座[1]，笔者担任了这个讲座的教授。这个讲座定下了制度，积极招收有教育现场工作经验的人进入研究生阶段学习。现职的教员作为研究生入学，重新开始研究生活，这在京都大学的历史上也属于划时代的举动。在这之前，也有一些现场的教师作为研修生来京都大学全日制进修。成立临床教育学讲座后，已经有了工作经验的教师们就可以作为正式的研究生回到大学，一点一点地取得学分、研究学问。这样，教育的现场和教育的研究机构有机地结合起来，真是一件让人欣慰的事。从教育的本质来考虑，这件事情应该更早些去做就好了。

说起心理治疗、心理咨询等，跟学校的学生指导有着密切的关系。但是，因为要以固定的时间地点来实施，在教育现场就有实际的困难，让人感觉难以亲近。如果我们在目前为止讨论的心理治疗的本质的基础上，不拘泥于形式的话，有效性会有所提高。这里重要的一点是，在面对所谓"有问题的坏孩子"的时候，我们要抱有一种态度：相信从表面的"问题"入手总应该能找到解决问题的方向。只有这样，才能在状况酝酿成熟时，可以与学生在水平轴上相对。所谓"有问题的孩子"，实际上是向教师、家长提示了不得不解决的"问题"，以这样的认识、态度去接触孩子，总

　　1　讲座是日本大学的一种开展研究教育的组织，由一名正教授主持，以下设副教授一名，讲师、助教各数名，负责该学术领域的研究及不定人数的博士、硕士研究生和毕业设计阶段的大学四年级学生的研究指导工作。

能看到新的进展。

　　这样的姿态，跟想尽办法要把问题给压住完全不同。想靠强化监督、控制来消除问题，不可能从根本上解决问题，问题会换一种方式再次出现。与其这样，不如好好地寻找机会，把以负面形式出现的问题向正面引导。不用说，这才是教育。只是要做到这一点，需要教师花费相当的心血，对此要有足够的心理准备。一旦从事教师这个职业，周围自然也期待你能够做到这一点。想一想，花费再多的心血，总是能得到回报的，教师的意义也就在于此。

　　临床教育学讲座的研究生中有一些在职的教师，因此也就有了很多机会听他们发表自己的实践记录。整个讲座中，对这些实践记录，从临床心理学、教育人类学等学术立场加以讨论、共同思考。这些成果已经准备在其他场合发表，这里就不举例了。只是向大家说明一下在短暂的时间内已经取得了相当的成果。

　　应该用临床教育学的视点来研究的课题之一是对授课的研究。到目前为止，学科的授课基本上以该学科为中心。其实在传授知识的过程中，老师和学生之间的人际关系会以各种各样的形式表现出来，这说明我们需要超越究竟传达了多少知识这个命题做更加深刻的思考。在这方面，授课研究既是临床教育学的重要课题，用心理治疗等训练出来的接近法也很有作用。

　　举一个例子，在国语课上讲一首以"玫瑰"为题的诗，老师为了提高孩子们对玫瑰之美的鉴赏能力,让孩子们发表自己想到的对玫瑰的随便什么看法。孩子们各自发表意见,有的说很美丽,有的说生日的时候收到玫瑰花很高兴。这时候,一个孩子说了:玫瑰长很多刺儿。正在花力气把焦点放在玫瑰之美的教师脸上闪现了一瞬间的不愉快,全班孩子都敏感地捕获了老师的心情,用冷淡责备的眼光看着说"刺儿"的孩子。

这时候,教师确实非常难于应答。自己把焦点放在玫瑰的"美丽"之上,希望从孩子的联想引导出这个结论。事先可能已经筹划好,花几分钟时间给孩子们,接下来进入到下一个阶段,等等。这时候,突然有人放出一句"玫瑰长很多刺儿",授课的条理就被打乱了,但又不能无视孩子的联想。虽然老师忍住没有批评孩子"你不能这么说",但不愉快的心情一瞬间就传给了全班的孩子们。难处也就在这里。

但反过来,如果老师鼓励"刺儿"的联想,说这个真有趣,孩子们一下子可能会有点儿吃惊,但接着没准儿会认为说点什么出格的话老师才会高兴。这时候的联想可能就会发散得没边儿了,以后再要收场就很不容易了。孩子们把自己想到的东西都说出来,课堂肯定很活跃,但原来授课的目的就变得模糊不清了。

为了避免难以收摊的窘境,老师们总会有意无意地防备。在我们国家,孩子们太善于观察老师的心境,表面看上去学生们显得很活跃的课堂,很多也不过是顺着老师设计好的流程向前走而已。我们要好好反省一下这种状况。**孩子们说的并不是从自己内心发出的意见，不过是很敏锐地感觉到老师想让自己说什么，做出相应的反应而已。这样的话，怎么能够实现"磨炼个性"的教育？大家公认的所谓"好学生"却很少有创造性的现状也就是这样形成的。**

我们假设说"刺儿"的这个孩子平时在课堂上基本不发言，事情又会怎么样呢？这个孩子仅仅是能够说出来就已经很不容易了。这时候，我觉得还是把授课的"条理"之类的先放一放，鼓励孩子"你说的真有趣"比较好。当然，这也没有普遍意义的一定之论，这正是要教师独自负起责任的地方。这么想下来就能明白，在心理治疗的场合当事人说"我要自杀"时该如何应对的困难场面，同样出现在了教育现场。

有关授课的研究，京都大学主持的研究课题，做了很多参观教育现场的授课、把课堂的情景录下来详尽讨论的工作。另外，本人也参加了东京大学稻垣忠彦教授主持的授课研究，相应的成果也在发表的过程中[2]。

作为临床心理学的对象，学校的各种活动、制度应该也在这个范畴。有些孩子拒绝或者讨厌参加学校的活动，反过来有些平时拒绝上学的孩子会专门来参加外出远游啊、球类比赛之类的活动。挑战学校的制度、破坏校规的学生什么时候都有，跟这些孩子个别地接触，采用心理治疗式的接近方式无疑是有效的。但在这样做的同时，无论是教师还是实施心理治疗的人，有必要重新审视一下学校的活动到底有什么意义？孩子们参加或是不参加究竟意味着什么？对学校各种各样的制度可以作同样的思考。曾发生过校门挤压致死这样令人震惊的事件[1]，到底"校规"是什么？学生为什么要遵守校规？怎么样才能让学生遵守校规？这些都是教育原理的重大课题。但不能把这些作为抽象的理论来研究，我们的思考一定不能脱离教育现场的实际。面对教育现场的研究、思考是一个重要的课题。

在现场的教师鲁莽行事什么也不多想，一门心思地只逼着孩子们遵守校规，孩子们则想方设法地要把秩序都搞乱。在这种失去了从容的、不断重复的"战争"中，能够退一步重新思考一下"校规"到底是什么，应该是一件非常有益的事。另外，在注意保护隐私的前提下，把心理治疗中每一个学生参照自己的生活态度对学校校规提出的意见，或者有时候一些感情化的反应介绍给其他的老师，对我们思考如何面对学生会有很好的参考作用。

像这样与教育现场直接联系，多方位地思考教育问题，再有心理治疗的加入，对两者的发展都会带来积极的作用。

1　日本兵库县立神户高塚高中校规规定早上 8：30 关校门，迟到的学生就会被关在门外。1990 年 7 月 26 日早上，急于关校门的老师们混乱中用校门把急于在校门关上之前冲进学校的一名女学生头部挤压伤致死，引起日本社会的极度震惊。事件发生后，主要责任教师因业务过失致死罪获刑，校长、教务主任因管理责任受行政处分，兵库县政府因学校管理责任，向死亡学生家长赔偿 6 000 万日元作为和解金。

参考文献

① 河合隼雄,"子どもと秘密",《子どもの宇宙》,岩波書店,1987年。

② 稲垣忠彦他,《シリーズ 授業》1~10,岩波書店,1991—1993年。

第五章

心理治疗和宗教

应该说广义的心理治疗自古以来都是由宗教家来实施的。可以从基督教的"告解"中看到心理治疗的形态，古希腊举行的"孵化仪式"、非近代社会的巫术等也可以看成是广义的心理治疗。这里专门用了"广义的"这个词，主要因为，在近代心理治疗领域，严格禁止树立任何"绝对权威者"，这一点与此有着根本的不同。近代产生的心理治疗，以弗洛伊德的精神分析为代表，极力主张着它作为"自然科学"的存在价值。但是我们仔细地吟味一下，近代以来的心理治疗同样跟宗教有着很深的渊源。有些方面真不得不让人说心理治疗正好存在于宗教与科学的接点处。

就像我们前边已经说过的那样，对认为或者相信只有自然科学是论述任何事象的唯一真理的人来说，讨论心理治疗和宗教的亲近性无疑是一个禁区。要尽可能地强调心理治疗和宗教的相异点，才可以说明心理治疗的确定性。事实上，甚至有人认为心理治疗不过是种"很宗教的"东西，而加以全面否定。在我们国家，知识分子厌恶宗教的情绪比较强烈，这种倾向就更加明显了。

但是，我们在后边会详细论述，笔者认为心理治疗和宗教是有着很深的关联的。有一点要说明白：这里所说的宗教绝对不特指某一个宗教团体，而是指更一般的应该称其为"宗教性"的东西。

1. 神话的智慧

我们在第三章里已经说过，相对于"科学的知识"，人类还需要"神话的智慧"。通过神话的智慧，人们可以了解到自己和世界之间的深深的瓜葛。比如说，正满心期待地等着恋人到来，恋人却在路上因为交通事故死亡，得了忧郁症以后来访的例子。对着当事人"他为什么死了"的疑问，你用"因为出血过多"等科学的知识向她解释，无论你的说明如何精密准确，估计她也无法满意。这时候，她需要的不是科学的解释，她真想知道的是跟自己有关联的事情：为什么就刚好是自己的恋人、在正要跟自己见面的时候不得不死去了呢？！

中村雄二郎说过："作为宇宙秩序中具有浓厚意义的事象来把握围绕在我们周围的事物以及由这些事物构成的世界，这种根源性的欲望存在于神话智慧的基盘上。"①

"我的恋人的死"的"意义"到底是什么？**要在"宇宙的秩序"中得到一个可以让人能够领会、认可的答案，得不到这个答案，忧郁症状就无法消除。**

有一位男士因失去了两个孩子陷入忧郁。找到僧侣，僧侣祈祷的结果说是因为前世因缘。因为这是前世作恶的结果，所以要悔过并且为死去的两个孩子祈祷菩萨保佑。从此，男子一直跟着僧侣诵经，又有了孩子，并且健康地成长，一家人顺利地生活着。

这个例子中，对当事人来说"前世因缘"充分起到了"神话的智慧"的作用。问题是这样的神话智慧有多少普遍性？可能对另外一个人来说，根本就是无稽之谈。跟这类似，现在，很意外的是到处都时兴起为夭折的胎儿上供等形式。这也是因为很多人找不到一个可以认可的形式来接受自己的命运，处于不安焦虑状态。就有人乘隙而入，趁机以供奉夭折胎儿的形式诈取钱财。这时候，说的一方和听的一方都能认可并且相信这件事情，没什么可说的。如果不是这样的话，那就实在让人无法赞同了。

现代的人已经用"科学的知识"把自己武装起来了，肯定不会受愚蠢无聊的迷信的欺骗吧。大家可能都是这么想的，但事实上却不是这么一回事。非常合理地生活着的人，一样会上伪宗教类的当。也就是说，我们都以为科学已经能够说明一切了，当这种说明不起作用或者根本就找不到说明而陷入不安时，人们就很容易不假思索地盲目接受别人提供的"神话的智慧"。这样的人实在缺乏该如何面对"神话的智慧"的训练。

可以说，心理治疗就是在帮助当事人找出真正适合自己的"神话的智慧"。这时候，心理治疗师不依赖特定的绝对者，因而并不提供所谓的"神话的智慧"，只是帮助当事人去寻找自己的"神话的智慧"，充分尊重当事人的自主性，这是心理治疗的特征。

"神话的智慧"，只有当事人全身心地投入才有其意义，单拿知识头脑来理解是没有用的，或者说半信半疑的态度也是起不到什么效果的。

把自己的全身心都寄托于绝对者，为了达到这个目的，创造出来了"仪式"这种东西。各种宗教都有着自己特有的仪式，有的仅仅是在内心祈祷，有的全身雪白装束、集体敲着大鼓行进，各种各样，不胜枚举。这也跟每一个人如何全身心地深入参与的方式有关，有的人觉得一个人安安静静的好，有的人觉得大家伙儿一起声势浩大的好。

在这里使用了"参与（commit）"这个词，本身可能就有问题。如果所有的一切都按照绝对者（神）的意志行动的话，人的所谓参与可以说是对神的亵渎。再看看英语的本意：commit作为动词使用时，只用在犯罪、自杀、愚蠢的行为的场合，因此，以前这个词只跟"恶"有关系。到了近代，越来越重视自我的价值，commit这个词就被赋予了"自我的积极参与"的意义，成为一个含有褒义的积极的词汇。因此，从宗教面深入考虑的话，谈论"全身心地参与"时，不用commit这个词可能要好一些，这都算不上"自我"这一范畴的问题。

在仪式中投入自己的全身心，可以得到很深的体验。但是仔细考虑一下，这也是个非常危险的行为。按照荣格的想法，仪式有其两面性，一方面正是通过仪式才有可能渐渐地接近神，其另一面也恰巧是依靠仪式，避免人与神的直接接触。也就是说，与神直接接触是极其危险的事情，仪式也就是为了回避这样的危险而存在的。过于强调了后者，各种仪式反而疏远了人和神。这在日常生活中也可以看到,我们如果不想跟哪一个人有瓜葛,就会用很"仪式"化的态度来拉开距离。但是,仪式还有它另一面的功能:反过来可以促进深层的关联。

在心理治疗中,也经常会出现类似于仪式的场面。重复强调一遍,在心理治疗的过程中,不存在一个绝对者,但对慢慢地深入到人的心理深层这件事,需要有相当的精神准备,做好对危险的防卫也是必要的。因此,就会产生些类似于仪式的行为。心理治疗师、当事人在心理治疗的现场,会有各种各样的"癖性",这样的"癖性"也可以说是一种单独个人层面的仪式。通过这些事情慢慢地能够接近非日常的世界。或者说,心理治疗的开始、终结、过程中的关键时刻,类似于仪式的事情自然发生,或者治疗者导演这样的仪式都有它存在的意义。

从以上可以看出,**心理治疗不过是治疗者在帮助每一个当事人找出适合自己的"神话的智慧"、创造出自己的仪式。**为了做到这一点,治疗者必须有足够的相关知识。当事人作为个体找到的成果,究竟和普遍事物有多大的关联性? 对这一点一定要有清晰的认识。因此,有志成为心理治疗师的各位,有必要了解世界上具有代表性的神话,也要有一定的关于宗教仪式的知识。近来,文化人类学者的诸多研究都对我们有很大的帮助。笔者自己也因为这些学者们的研究成果,得到了很多对心理治疗有价值的见解。有关这一点,后边还会提到。

　　有一点,心理治疗师与宗教家是根本不同的:心理治疗师不会把特定的神话知识推荐给所有的人,也不会强制举行任何特定的仪式。

2. 宗教性

上一节已经说过,心理治疗师不是宗教家,但跟宗教也不是无缘。因为我们不受任何特定宗教团体的教义、仪式束缚,但跟古来被称为宗教的事体有很深的关联。为了与特定的宗教团体相区别,心理治疗应该说与"宗教性"有着很深的关联。这里说的宗教性,也就像荣格说的那样"慎重而良心地观察被鲁道夫·奥托称为努秘(das Numinose)的事物"。

按照鲁道夫·奥托在其著述《论神圣》②中所述,从一般意义的"神圣"中减去道德的因素和合理的因素后剩下的东西,称其为努秘。"与所有根源性的基本事实相同,不能对它加以严格的定义,只能被人们讨论。让对方理解它的方法只有一个,即通过讨论,把对方的心态引导到与自己心态一致的地方。这样,这个范畴就会在对方的心中油然而生,被激起、被唤醒。"这段言论应该得到我们的注意,它同时表述出了在心理治疗领域,向他人传达是件多么困难的事情。一旦来定义它,或者将其概念化,立刻就失落了最值得我们珍贵的东西。

奥托在论述努秘体验的因素之一时,举出了"令人畏惧的神秘(mysterium tremendum)",再引用一段:"这种感受犹如无声的潮汐袭来,心中充盈着一种宁静的冥想式心情,不断地回荡",但"有时这心情又发生激变,急剧地从灵魂深处暴发",并且"具有狂暴的恶灵形态,可以陷入妖怪样的恐怖与战栗的深渊"。

奥托在说明无法定义这种范畴的同时,又指出：

"神秘实际上只在概念上隐藏着,也就是说不过是不被所知、不被把握、难于理解、非普通的、不被精通的事物的名义。但这么说了,还是不能明示出其状态。只是,确实可以由此来表达某种完全实际存在的意义。严格来说,这个实际存在只能在感情层面被体验,继而我们在谈论这个感情时,同时让它在心中回响,可能会究明其真相。"

引用这么长一段,主要是觉得这里的表述几乎可以拿来直接用在深层心理学的"无意识"上。就算给这些句子直接加上"无意识"的主语,意思也都是通顺的。但是,弗洛伊德总想着用"精神分析"的技法把这无法捉摸、无从下手的"无意识"给意识化,想彻底地理解无意识,这样不可避免地把中心放在了"自我"上。想要"合理地"弄清楚无意识到底是什么,顿时,畏惧的感情消失了,只剩下科学地研究事物的态度。

确实,在深层心理学范畴,我们并不树立一个像神一样的绝对者。但是,认为人的心理可以完全研究清楚,这种想法也实在让人难以苟同。对此深信不疑的话,即便自己觉得是科学的、合理的,也容易把自己所依赖的理论当作一种"教义",把创设这个理论的人看作"教祖"一样。这也是心理治疗令人恐惧的地方。为了避免这种事态的发生,采取一种"慎重并且良心的观察"方法是非常重要的。尽管我们可以在能研究清楚的范围内尽力地去研究,但永远存在着我们无法究明的部分,无论如何不能忘记"令人战栗的神秘"的存在。

　　这里,荣格关于"教义"的叙述值得我们倾听。荣格认为教义总是主张其无法变更的正确性,这一点遭到具有强烈的合理性思考的知识分子的唾弃。但正是这一点,使得人们在无条件服从的过程中,得以全身心地参与进去。

　　话题稍微换一下,我们来看看几乎所有的心理治疗师都非常重视的"个体同一性"。我们经常说:寻求个体同一性是这个当事人的重要课题。关于这个"个体同一性",文化人类学者谷泰是这样论述的[③]:

　　　　遭受丧失自我同一性危机的人,像一般普遍真理这样具有普遍意义的命题不能成为任何安慰。对于那些因为社会性的伤痕而苦恼的人,用学问的观点来解释其苦恼的原因,或者说一些"你跟别人一样享有着社会平等的基本人权"这样宪法性的口号,跟有口无心的和尚念经毫无两样。

　　那么我们到底还能做些什么呢?"我们需要一个能够完全支撑自己固有性的理论。自我的个体同一性只能靠自己找到。"但是,这个"自己的固有性"必须在与他人关系中才能得到确认，这样，**"我们一直在寻求自己给自己贴的标签与他人给自己贴的标签取得一致的幸福瞬间，我们高举着自认为自己固有特征的旗帜在生活"**。但是，不在某个地方偏离外界赋予我们的普遍性，就不可能标明自己的固有性。也正因为如此，个体同一性时常带有脱离一般常识的神秘性和反理性。

在心理治疗的过程中，如果仅仅用一般单纯科学的概念来理解"个体同一性"，会出现很多尴尬的场面。按照谷泰的论述，个体同一性必然很武断。照这么推下去，直接面对这类事物的心理治疗师不是也应该更武断一些吗？这样来推理，正说明了一个现象：越是那些自以为很科学地在做心理治疗的人越容易武断行事。

这么讨论下来，疑问也随即发生：既然心理治疗需要面对非常"宗教性"的问题，为什么不索性放弃心理治疗，把问题交给宗教家不是更加有效、更加现实？前边我们也提到过一个失去了两个孩子的人的例子，他并不是通过心理治疗获得了"洞察"，而是从宗教家那里得到拯救。关于这一点我们还会在下一节里详细论述，这里我们先谈一点：现代人是多么难于认同宗教。

自然科学的知识急速发展，其正确性又得到了验证。这样，人们就很难再去认同任何反科学的事项。笔者曾经有过这样的经历，一个失去了母亲的小学女生，让我给她谈了很多很多有关宇宙的话题，然后问道："我妈妈到底上哪儿去了？"

面对这样的质询，笔者语塞。肯定大人们为了安慰她，说了很多关于妈妈到了天国的话。只可惜小女孩总是难以相信，觉得像是在骗人。所以面对笔者，先从科学知识方面来确认宇宙，然后才来考虑自己的妈妈到底能在哪里。其实，不管是天国还是极乐世界，都很难在外部世界得到定位。

连孩子都是这样，大人就更不用说了，很难有人简简单单地就去相信宗教的教义。当然，有了信仰并且得到拯救的人根本没有必要到心理治疗师这里来。但问题是像上边说到的小女孩的情况到底该怎么办？心理治疗师对此并没有一个现成的"答案"。但是，只要孩子在寻求：我的妈妈到底在哪里？我们就要陪着她共同走过这一段路，相信她最终一定能够找出属于她自己的答案。这确实是一个宗教性的课题。心理治疗师一直参与其中，慎重并且良心地观察她所体验的奥秘。

为了避免误解，解释一下这里说的"观察"这个词。从前述的内容也可以看出，并不是局外者的"观察"，而是必须参与进去的观察。如果没有全身心的参与，也不会产生如此困难的过程。

这么说来，心理治疗师一直处于一种没有"教义"做后盾却需要投入全身心的困难状态，简直就像一直被吊在空中。不抓任何一根稻草做依靠，永远吊在半空中，心理治疗师不可缺少的就是这样强韧的精神力。正是在心理治疗师这样忍耐的过程中，当事人渐渐地找到自己解决问题的道路。

3. 与宗教团体的关系

因为心理治疗的过程与"宗教性"有着密切的关系，现实中也可能就会跟宗教团体产生各种各样的关系，有的时候事态会很诡异。这里我们结合一些实际情况来探讨一下这个问题。

因为多数人共有某一个宗教的教义、仪式，就形成了宗教团体。这时候，比起孤零零的一个人来信仰某种教义，伙伴们在一起，人多力量大，互相通过修炼，来净化、深化信仰。从这个意义上说，宗教的集团性有其正面的意义。但是，教团越来越大，不可避免地产生了维持、防卫教团组织本身等"俗事"。而且教团变得越来越强大，又可能把这种力量延伸到政治的世界里，完全脱离了宗教本身应有的姿态。

不管怎么说，人做的事情，不存在绝对的正确。即使宗教团体有其负面性，也不能短视地认为只要封锁了宗教就万事大吉。笔者非常尊敬的镰仓时代的名僧明惠，有的时候对人说教道：孤独一人隐居山中是多么重要。换一个时候又对另外的人说：孤独一人隐居山中是多么危险，要去修行还是大家一起去。可能有人认为这也太前后矛盾了。笔者认为很好地把握事物的两面性，根据不同情况做不同的判断才是重要的。因此，在牵扯到与宗教团体的关系时，也应该充分考虑到前述宗教团体的两面性。

当事人在进行心理治疗的过程中，有时也会表现出对某个特定的宗教团体的好感,甚至加入宗教组织。作为心理治疗师,应该对照当事人当时的状况,仔细地思考这种行为对当事人自身的人生有着什么样的心理的意义,必要时,可以把自己的想法传达给当事人。

首先,必须要考虑的是治疗者和当事人之间的关系。当事人说起去见了什么宗教家,或是想去见宗教家,说白了,很可能是当事人在表达一种对治疗者的不满,觉得治疗者靠不住、不值得信任。如果很明显的是这种状况,那么直截了当地跟当事人说:你是否觉得我不那么可靠?不管怎么说,心理治疗对当事人来说是一个非常痛苦的过程,有的时候想找找别的出路是可以理解的,这时候不直截了当地对当事人说也是可以的。无论明说还是不说,都有必要跟当事人好好沟通。治疗者自身要非常敏锐地感知当事人的心理动向。

有的时候,对宗教的兴趣也来自对父母的反抗心。专门选择跟父亲不一样的,甚至是敌对的教团,或者明知妈妈非常厌恶宗教,却死活要找个宗教组织进去,这种情况并不罕见。但是,跟前边所论述的治疗者与当事人的关系一样,因此就彻底否定这种行为,宣告对宗教有兴趣或者加入教会是错误的,这种做法很粗暴。不管动机如何,结果作出这种选择,也不能说完全是没有意义的。作为心理治疗师,要尽可能地把握上述的要点,在与当事人充分对话的基础上,应当尊重当事人的选择。

如果当事人选择了很可疑的宗教组织,该怎么办?特别是这种时候，可能会面对强求巨额捐赠，人身受到威胁这样的实际问题，我们更是要仔细地思考：对当事人来说，选择这样的宗教，心理上究竟有什么意义？当事人背负的问题越是深刻、激烈，而当事人不足够坚强，那么心理治疗的过程就不会前进。这当然也跟治疗者的容量大小有关。当事人只有去相信一桩常人无法相信的东西，通过这种手段，才能找到表达自我内心世界的方法。

当事人如果要投入一个明显对自己有损害，或是非常危险的宗教时，心理治疗师也就直面自己能力的界限。阻止这个行为需要做好相当的精神准备。在这过程中，治疗者参与事情的姿态得到了当事人的认可，状况会朝着好的方向发展。但是，也有这种情况，事后当事人抱怨：当时先生如果让我去了，没准儿我现在已经好了呢。治疗者对着当事人说"不要去"的时候，其潜台词就是：在我这里可以得到更好的结果。当事人不够坚强的话，会更加依赖治疗者，治疗的进程也会停滞。

心理治疗绝不是一帆风顺的，治疗者和当事人是在互相碰撞的过程中，加深了解。当事人说出要依赖让治疗者无法接受的宗教时，或者治疗者觉得超出了自己能力的界限时，先不管是否需要告诉当事人自己赞成还是不赞成他的想法，至少，跟他说一下如果以后还愿意来的话，还欢迎他再来。实在是超出心理治疗师的能力范围太远，只好保持沉默的情况也是有的。不管怎样，作为一个心理治疗师，要尽最大的努力了解包括自己本身在内的全面状况。

　　当事人经过了激烈的"宗教的"体验后，又回到心理治疗师这里的情况也不少见。这时候，千万不要抱着一种"怎么能干得出那样的傻事"的态度来看问题，还是要努力地去思考这样的体验对于当事人来说究竟有什么意义。这当中，能够找出很深的意义的情况也有，过了很长时间以后才发现当初的事情还有如此这般作用的情况也有。

　　对当事人来说，离开自己的"家"生活一段时间，有它积极的意义。可以逃脱一点"家"的压力、深化思考，也可以从外边观察自己的"家"、发现以前没体会到的"家"的好处。如果离开家，能有一个安全地度过两三天、一周左右的地方，如果能判断得出对当事人有好处的话，那么也不妨让当事人参加一些宗教团体的修行或是寄放在某个可靠的宗教团体一段时间，有的时候这种方法是有效的。

　　只是，这种方法的缺点在于，事后被纠缠着捐赠，或者不停地被"说教"、强求遵守宗教的纪律，搞得当事人反倒无法静下心来，等等。不期待任何回报、单纯地为了别人而竭尽全力，这样的事情几乎是不可能的。并不期待对方入教、捐赠、感谢，只要对对方有好处，甚至甘心受辱！具有这样崇高的宗教性的宗教团体，如果能遇到的话，那真是太值得庆幸了④。

　　有一个例子跟这类似，在我们思考宗教和心理治疗的关系时应该是有启发意义的。这里用稍微模糊一些的形式介绍一下。通过朋友的介绍，一个有心理疾病的人被送到了一个宗教家那里。据说症状相当严重，连医生都束手无策。宗教家本身是一个人过日子，跟他寝食共处，不干涉他任何事情，一直让他自由自在。这样，患者每日晃晃悠悠，有的时候帮着拔拔院子里的草，慢慢地可以去上一些班了。这样的日子过了几个月，终于痊愈，对宗教家致谢后离开了。好几年过去了，收到了他的信，说是结婚了，生活得很幸福，希望能在家里招待当年的宗教家，顺便表示一下自己感谢的心情。

宗教家非常高兴地去了，两人对面欢谈。一直到了深夜，谈话还是持续得没完没了，好不容易才结束。两三天后，那个患者的异常变得比过去更明显了，到了无可救药的地步。省略掉中间的具体过程，总之，最后是完全破坏性的终结。

在这个例子中，最初宗教家的所作所为，可以说是理想的宗教性。也就是说，在绝对者（神、佛）的守护下，给予对方自由、共同生活，这样发挥了近乎奇迹的效果。但是，当他接受了"招待"的时候，恐怕不是作为一个宗教家，而是作为一个普通人出门的，或者更不好的是，作为一个脱离了绝对者守护的宗教家出门的。以前，是在绝对者的守护下、自由地拔拔草，患者"自然痊愈"的事情发生了，这并不是靠宗教家给"治好的"。但是，从收到了对方的感谢信出门的那一刻起，这一切就变得极其暧昧，一片混乱引发了最后的悲剧。

从这个例子中，无论是宗教家或是心理治疗师，都应该能得到足够的教训。心理治疗师设定好时间、地点、费用，而且一定严格遵守这个规定，看上去好像很滑稽。其实，通过上边的例子我们就可以理解，不管看上去多么可笑，这种严格的规定是多么重要。稍微有点松口气、稍微一点姿态的不端正，会带来怎样的崩溃性的结局，这个例子让我们好好领教了一番。

比如说，曾经有一个宗教团体希望为其宗教家治疗神经官能症。这时候，本意肯定是想让医生把病治好。但神经官能症要想痊愈，很多情况下跟其本人及周围人的实际生活都有很深的瓜葛。因此，在治疗的过程中，不仅是本人，包括整个团体的生存根本都有可能动摇。

治疗的过程中，当事人有可能打算抛弃现在的信仰，也有可能因一些破坏性行为使得原来的集团无法忍耐而将他赶出门去。作为治疗师，需要充分考虑当事人、当事人所依赖的团体、团体的首领以及治疗者自身的力量，来决定是否能够接下这个案子。如果接下来，那么对有可能发生的问题，要跟委托的对方充分沟通，万不可轻率地接受，等到发生了问题又茫然困惑。

有关与宗教团体的关系，还有一些未提及的内容和一些很有启发性的例子，但到这里，我们还是把这个话题作个了结吧。

4. 加入仪式

笔者一贯主张,加入仪式[1]在心理治疗领域,甚至在思考整个人生时都是不可忘却的重要事项。这个想法不仅是心理治疗师,近年来更是得到了一般人们的广泛理解。因此在这里不再具体地说明加入仪式这件事情本身。

简单地借用伊利亚德的语言:"虽然加入仪式的最普遍意义是表现了一个礼仪和口头教育群,但其目的是为了决定性地改变加入者宗教的、社会的地位。比较哲学地论述的话,加入仪式等同于实际生活条件的根本变革。"⑤

通过加入仪式,小孩子变成大人,俗世人变为圣职者,其特征就是完全变为"另一种人"。这里,一定存在着象征意义的"死和再生"。

但是,近代社会的一个特征就是这种加入仪式的消失。再引用一次伊利亚德的原文:"与传承社会相比,近代社会的崭新之处在于:把自己当作一个纯粹历史性的存在来认识的决心,并且在一个去神圣化的宇宙中生存的意志。"说白了,如果认可了"进步"这个概念,加入仪式是必定要消失的。

作为一个部族,或者作为一个社会,即使全体成员认可的加入仪式消失了,每一个人作为个体在"长大成人""结

---

1 文化人类学概念。在未开化社会里加入某一集团时,为承认其社会或宗教地位的改变而采取的种种行为。多数伴有仪式,比如日本古时男子成年的冠礼等成人仪式。

婚""成为圣职者"等人生节点,还是需要在内心世界体验自
己的加入仪式。如果不这样,不去体验"变化",尽管从年龄
上看已经是大人了,但永远也脱不了幼稚,无法形成一个完
整的有责任心的人格。

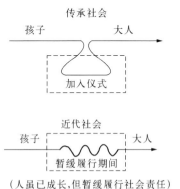

（人虽已成长,但暂缓履行社会责任）

图3　成为大人的图式

像传承社会那样筹划大家一起参加的加入仪式、一起变成大人,在现代社会已经不大可能了。在传承社会,存在一个离开日常空间的神圣的空间,在这里可以体验加入仪式,变成大人。但是,这时候,一定存在一个部族全体人员都信仰的绝对者,这是一个必要的前提。我们不能忘记,只有存在这样一个绝对神圣的空间,一切才成为可能。相对而言,在近代社会,尊重个性,像埃利亚代所言,决心在一个去神圣化的宇宙中生存、进步。因此,在某一个"神圣的地点"举行加入大人行列的仪式,几乎是不可能的。正因为这样,近代社会人们认可了孩子到达成人之间的一个过渡阶段:暂缓履行期间。青少年做些傻事儿、犯懒都可以得到一定程度的容忍,在这期间个人自己去体验适合自己的加入仪式。

　　这时候的特征表现为加入仪式并不一定是大家同时一次性举行,大多数情况下是在重复着类似于加入仪式的体

验,慢慢地成长为大人。这么说来,以绝对者的名义,把大人和孩子明确地区分开的世界,方便是方便,但总缺少点儿精彩。一个人,根据需要,有时是大人、有时是孩子,时不时地思考一下大人是什么、孩子是什么? 这样的人生才更丰富些吧。当然,想做到这一点,对相关的状况能有多少明确的认识? 到目前为止有多少加入仪式似的体验? 对这些都要有明确的自我认识。

在心理治疗的现场,需要花些功夫使得它适合于体验这样的加入仪式、确认这种感觉。这也靠着和日常空间稍微隔绝一点的空间,或是限定的时间等来得到保证。只是,跟自古以来的传承社会根本不同之处在于,既不存在一个绝对者,也没有固定的仪式。这里,我们只能依赖于每一个人自我实现的倾向,静静地等待着每一个人去体验自己特有的加入仪式。

传承社会的加入仪式成为一种制度,在部族全体的守护下进行。而心理治疗在一个小时内结束,然后马上就要回到日常的社会中去。这一点区别非常重要,一定不能忽视。不管如何看到深层的"死和再生"的梦,治疗者和当事人之间就此如何对话,日常生活还是要能够正常地过下去。所以在治疗时间接近结束的时候,如何调节对话的内容,将意识恢复到能够回归日常生活的状态,是一件需要特别留意的事情。否则,在现实生活中不注意的话就会发生危险。

通过梦境的体验,所有的过程都在内部发生的话还比较

好说,只是一般总会跟外部行为产生重叠。这就可能会带来
疾病、事故、预想不到的突发事件,等等。这时候不要简单地
将注意力只放在如何防止危险上,思考每一件事情的意义才
是更重要的。只能是在理解了每一种倾向的意义的基础上,
防止其发展成外部的行为。

　　说起最初到心理治疗师这里来的动机,大多数情况下是
因为事故、自杀未遂、不良行为等被家长或是老师拽了来,本
人倒没有一点儿想来的愿望。这时候,经常能感觉到其实加
入仪式已经开始了,只是当事人包括周围的人都没意识到而
已,所以才觉得那么困惑。面对这种状况,讲解什么是加入仪
式,没人听得懂你在说些什么。而且,加入仪式的重要性在于
当事人本人的体验。所以,就要一直持续地跟孩子面谈下去。
话虽这么说,心理治疗师对加入仪式的理解越是透彻,越能够
全身心地投入去倾听当事人的诉说。加入仪式有各种各样的
方法,知道了这些,就更容易理解当事人。研究加入仪式心理
的荣格派分析家亨德逊甚至说:"与年长的患者不同,年轻患
者主要用各种各样的行为样式来表现这个问题,而很少有以
内心意象来表达的情形。"⑥这里的"很少有"也说得偏颇了一
些,不过肯定是一个很重要的指摘。

　　本来加入仪式背后依靠着绝对者的存在,作为司祭的长
老和新加入者的区别是历历在目的。而心理治疗的场合,虽
说很多情况下治疗者担当着类似于司祭的角色,当事人像是
一个新加入者,但因为治疗者本身也是一个不断变化成长的

存在，要意识到角色逆转的现象也有可能发生。有时候，我们因当事人而得到跟加入仪式不可分割的磨炼，从当事人那里受到"口头教育"——也就是说由当事人传授给我们一些作为一个心理治疗师的必备知识。这时候，我们敞开心怀，才能更好地领悟心理治疗现场产生的一些加入仪式样的事象的意义，促进加入仪式的进行。在现实当中，应该有一些因为当事人而通过了加入仪式的心理治疗师吧？至少，笔者自己觉得通过很多当事人得到了锻炼。

　　加入仪式中的"边缘"的论点，对最近增多的一些让心理治疗师头痛的边缘性精神病的理解起着很好的作用。有关这一点在别的地方已有论述[7]，此处不再重复。不管怎么说，加入仪式是一个跟心理治疗的本质有着很深渊源的课题，今后也应该持续研究下去。

参考文献

① 中村雄二郎，《哲学の現在》，岩波書店，1977年。

② オットー、R・（山谷省吾訳）《聖なるもの》，岩波書店，1968年。

③ 谷泰，《"聖書"世界の構成論理》，岩波書店，1984年。

④ 从根本上来说，心理治疗家不应该把希望寄托在宗教家身上，而是自己来创造这样的场所。精神科医生小仓清也曾说过："我心目中理想的病房是没有治疗的地方……既没有精神疗法，也没有药物疗法，只是在那里吃吃饭，一边吃一边说点儿什么，病情就好转了。这才是我理想中的病房。"（石川憲彦他著《子どもの心身症》，岩崎学術出版社，1988年）

⑤ エリアーデ，M・（堀一郎訳）《生と再生》，東京大学出版会，1971年。

⑥ ヘンダーソン,J·(河合隼雄·浪花博訳),《夢と神話の世界——通過儀礼の深層心理学的解明》,新泉社,1974年。

⑦ 河合隼雄,"境界例とリミナリティ",《生と死の接点》,岩波書店,1989年。

第六章

心理治疗中
文化和社会的要因

心理治疗原则上是以个人为中心在考虑问题。但是任何个人都不可能孤零零地活着,他必须生活在与家庭、社会和文化的关系当中。因此,离开了社会和文化是无法谈论个人的。

　　笔者是在国外接受心理治疗的训练,从美国转到瑞士,作为一个荣格派的分析家接受了应有的训练。在受训期间,包括日常生活中,不得不去思考日本和欧美多方面的文化差异。这里我一直思考着这样最根本的问题:日本人究竟能不能掌握西方的心理疗法? 即使掌握了这个方法,又有什么意义? 直到今天,依然有荣格派的分析家认为日本人是不可能真正地掌握荣格心理学的。说心里话,我觉得这种说法不是没有一点儿道理的。心理治疗单纯从知识方面来学是不可能的,它牵涉到一个人根本的人生态度,所以会产生这样的问题。

　　在西方发展起来的思想和技法,就这样应用到日本人身上是否可行? 这也是一个大问题。最初谈论日本人和欧美人的区别时还得不到大家的共鸣,许多留过学的人也都强调大家都是人,能有多大的差别。但是,最近因为国际交流的程度越来越深,比如说日美贸易摩擦、海外归国子女等问题,引起了大众普遍的关注,彼此之间的差异终于得到了广泛的认识。笔者以前的发言也得到了认可。这里,我们把焦点放在与心理治疗的关系上,来思考一下社会和文化的问题。

1. 个人与社会、文化

1959年我在美国留学的时候，出席了一个临床心理学的案例研究会。听到会上有人在说："当事人在一家公司连续工作了十七年，肯定有什么问题。"笔者就说起在日本基本上都是终身雇佣制，与会者全体吃惊无比，于是互相谈起了各自文化的差异。现在大家可能对这些都司空见惯了，当时，笔者印象非常深刻地感觉到社会文化差异带来的思想、生活方式的差异。

作为个人，总会受到自己生活环境的强烈影响。如果是日本人，用日语来思考，并且用日语来表达自己的感情，这样，其思考和感情也必然无法逾越日语本身的特质、规范。这一点对任何文化来说都是成立的。而且一个人的成长也必定受到家庭的影响。因此，作为心理治疗师，非常重视当事人的家庭成员的关系。甚至有时也会跟家里人见面，调整一下各个成员之间的关系。这一点我们将在后边详细讨论，这一章主要论述和社会、文化的关系。

围绕着个人，存在着家庭、社会和文化等因素。但进行心理治疗时，不得不考虑的是存在于个人中的家庭、社会和文化。也甚至可以说：**在一个人的内部就存在一个世界**。这样，心理治疗师通过当事人这个具体的个人，面对的是其中存在的家庭、社会、文化。

比如说，面对一个拒绝去上学的孩子，你能强烈地感觉到母亲把孩子抱得太紧使孩子丧失了自立的能力，而作为自立的男性模式的父亲的形象则非常软弱。经常会体验到这种状况：孩子不愿意去学校的症状就是家庭全体的问题，延伸下去还可以看到产生了大量这种家庭的日本文化的问题。实际生活当中，经常能看到某一个个人的苦恼、病症，就是家庭的苦恼和病症，也和整体文化的病症相关联。

心理治疗，时常会受到误解，以为不过是制造一些顺应环境的人而已。其实即使以此为目标，也不是那么容易做到的，况且**我们的目标在于：在被赋予的环境中，当事人如何自主地找到自己人生的道路**。心理治疗师的任务就是帮助当事人做到这一点。毫无疑问，作为人，自己的欲望、要实现的目标不得不在周围的状态中找到一个可以妥协的点，但这个过程也必不可少的会有"战斗"存在。只是，心理治疗师不能把任何形式强加于人，而是保持着尽可能地帮助其实现倾向的姿态。

以这样的想法与当事人见面，就会痛感每一个人特有的"分量"。一个人想做一些改变是一件相当了不得的事情，人不可能自己一个人变，自己要改变必然引起周围的改变。

心理治疗师在接受一个当事人的时候，就等于接受了他的整个家庭，有时候甚至觉得成了孩子学校整体的对手。如果问题发展到日本文化，那么，也成了心理治疗师本人的问题。在和当事人对话的过程中，不得不去认真地考虑自己是如何在与日本文化妥协当中生活过来的。面对这些问题时，心理治疗师绝不可以懈怠思考。

　　我们跟一个当事人在对话，就可以顺藤摸瓜发现家庭的问题、文化的问题，正因为这样，无论工作如何艰苦都觉得很值得。有的时候会被人说：就为了这么一个人，真舍得花这么多功夫和能量。如果能感觉到前边说的那些，我们就能充分感觉到在一个人身上花很多精力的意义。有时也可以明确地告诉当事人，他本人的苦恼实际上也是家庭的问题、社会的问题。否则，有些当事人会觉得家里这么多人只有自己不好、只有自己太软弱，因而自卑或是有负疚感。不过这种自卑感和优越感只隔了一层纸，话一挑明，当事人可能会高叫"都是因为家里人、因为国家，我才变成这样的"，挑起跟周围的事端。家里人也会怪罪治疗者把事情做坏了。其实，不管怎么样，**一定程度的"对决"和"战斗"总会发生的，人要作改变，这都是避免不了的事情。**

　　如果这种"战斗"做得不老练的话，很有可能家里人再也不让当事人到心理治疗师这里来了，或者学校的校长跟心理治疗师冲突之下取消了校内的心理治疗室，搞不好反倒走到末路。但是，也可以这么说，只有通过这种斗争，日本的社会、日本的文化才会一点一点转变，大家才会慢慢理解这些事情的意义。碰到困难不要只是愤怒、叹息：家里人实在不好呀，校长脑子实在僵化呀什么的。我们自己能够充分地理解这些意义的话，态度必然从容，战斗也不一定走向僵局，应该能找到建设性的方向。

　　站在存在于个人中的社会、文化的立场上，一心一意地以个人为对象，常年交往下来可以慢慢看出超越了个人的社会及文化的问题。这跟我们平常说的搞社会调查、研究一些文化事物及作品还不一样。这里只是**在追究某一个特定个人的过程中，达到了普遍。把在这当中的新发现传达给社会，也是我们心理治疗师的责任**。这是对社会的贡献，而不是在一个人身上无谓地浪费时间和能量，也不是仅凭个人的兴趣行事。

　　这时候的问题在于，如果我们把案例的详细情况都说出来的话会有相当的说服力，但是，即使尽力地保护当事人的隐私，还是让人难以接受把个人的内心暴露到如此公开的场合。这件事情比较难以判断，无法立即说出好坏来。笔者目前是回避这样的做法，不谈具体的个人，而通过分析神话、自古以来的传说故事等来向社会传达在心理治疗过程中的经验。这种方式已经取得相当的成功，今后也将继续这样做下去。

2. 日本人的特性

这一节我们谈一谈心理治疗过程中应该考虑到的一些日本人的特性。有关这一点，以前也曾经发表过很多文章，这里不再细谈了，只是做一下总结。

1965年刚从瑞士回来时，碰到一个不肯去上学的男孩。诉说的梦境是"被肉的漩涡缠住快要死了"。我在被这样强烈的意象打动的同时，深深感觉到回到了一个"太母（great mother）"原型作用如此强大的国家。这类问题到目前为止在临床活动中一直持续存在。

作为理解文化的一个轴线，思考"父性原理"和"母性原理"的对立面，可以看到前者有着"切断"的特征，而后者以"包容"机能为特征。这两者需要保持平衡地共存，但几乎任何文化都有其侧重的一方。如果拿欧美文化来与日本文化做一个对比的话，前者注重父性原理，后者更看重母性原理。这么说，可能更容易理解一些。

母性原理的"包容"特性，对保护孩子、养育孩子有着积极的一面，同时也存在着把孩子吞下而致死的消极的一面。在日本文化中，总是强调母性积极的一面，"母亲"这个形象几乎有着绝对不可撼动的价值。在与西方文化的接触中，受到西方近代的确立自我的影响，才突然意识到母性的负面。特别是最近，这种状况更是严重。

从瑞士回来不久时遇到的一个"社交恐怖症"的二十岁

女性的梦境如下：

> **梦境**：好像是自己的家，但待在里边的感觉好不一样，令人不快。所以想从那里逃出去（当时好像还有其他的女性也被收容在这里，强迫在工作）。为了逃出去，换了天主教修女的服装，逃出去不久，一个好像会施魔法的婆婆追过来，嘴里念着咒语，周围就有好多褐色的小鸟在飞，搞得自己无法走路，于是又被抓回去了。这回，跟表妹在一起，为了逃出去，自己还打扮成天主教的修女，表妹改扮成尼姑。装扮好以后去给家里人看……以下梦境开始模糊。

这个梦，非常忠实地描述出了当时日本女性所处的环境。被太母包围着无法自立的女性，最终只好借助以天父为信仰的宗教的帮助，变成"修女"也要逃出去。但是碰上魔女的咒语，又被抓回来了。太母的形象渐渐与西方的魔女接近这一点非常令人感兴趣，也说明了太母力量的强大。当时，在青年期阶段，努力想确立自我的人或多或少都对基督教有些兴趣，就算是最终入教的人并不多，但读读《圣经》、到教会去看看的人还是不少。但是，仅靠这么点动作还是无法从太母的手掌心中脱离出来。

梦的后半部分出现了表妹。这个表妹也跟当事人一样曾经有一段时间拒绝去上学，后来慢慢好了，也结婚成家了。

从她在梦中扮尼姑样可以推测,后来可能是通过选择了符合日本文化的生活方式而解决了问题。在这样的表妹的帮助下,当事人还是固执地要走自己的新的道路,最终结果如何,梦境给了我们一个模糊的结尾。

有关梦境我们不再谈更详细的内容了,通过相当多这样的例子,感觉到在我们国家母性原理强势的同时,也感到了社会上努力建立自我极力反抗的力量的产生。只是这时候,我们还应该考虑的是:日本人是否也应该像近代西方人一样去努力建立自我呢?这跟我们自身的生活态度纠缠到一起了。

后来,我到菲律宾去做了一段时间调查研究,才发现,菲律宾的母性原理比日本还要严重。与菲律宾相比,日本还算是比较擅长吸收父性原理。从这样一些现象以及相对于近代西方自我、日本人有关自我的想法等,我从日本神话中得到了启发,提出了"中空构造"这个概念,作为日本人心理的理想状态。

有关神话的分析这里就不再细说了。简单归纳一下,日本神话的中心存在一个无为的神,周围巧妙地配置了很多保持平衡、具有各种各样功能的神。中心并不存在一个有着统合全体的原理和力量的神,而是"无"。为了明确地说明这个特征,相对于"中心统合型"的基督教的唯一至高至善的神的思考方式,我们称日本的为"中空均衡型"。

"中心统合型"和"中空均衡型"正可以说是各有长短,

无法简单地判断优劣。我这么说,就有可能被指出已经在用
"中空均衡型"的方式在说话,但只是站在某一方的立场上简
单地批判另外一方还是容易的。粗略分类的话,中空均衡型
可以归类于母性原理优势一方,不过从极力保持母性父性的
平衡、一定程度具有整体构造来看,还跟母性原理中心有些
不同。

　　可能大家都已经很明白了,说到中空均衡型的特征,主
要因为中心是"无",所以将善恶、正邪的判断都相对化了。
因此有着"即使对立的东西,只要能保持全体的平衡,就可以
共存"的特征。而中心统合型,因为中心是绝对的存在,一切
与中心不相容的东西都被边缘化甚至被除掉。中空型有着
对立事物共存的妙趣,但同时又有可能包揽着邪恶、把一切
都搞得模棱两可的缺点。再看日本人的生活方式时,更能强
烈地感到这一点。

　　因为中心是空的,所以就算是一时性的也比较容易吸收
外来的东西。日本能够容易地吸收佛教、儒教等情形也证明
了这一点。当然,并不让任何事情一直定居在当中,慢慢地
吸收进来的东西也渗透到周围去,外来的东西日本化以后,
中间又变成空的。或者,为了防止外部对中心的侵入,在中
心放一个"无为的人"作为"长",象征性地拥戴着。喜欢这
样的形式,就会出现西方人无法理解的现象:有能的人作不
了"长"。就算在中心放一个"长",为了保持全体的平衡,中
心的"空"依然是非常重要的,周围的人们都在努力地维护

"无能的长"。

细说起"中空构造",话会变得很长,我们就不再继续下去了。读者自己可对照日本的政治、宗教、社会构造各个方面来确认一下这个概念。作为心理治疗师,需要特别留意日本人的这种特征——话虽这么说,我自己也是日本人——当事人的人生、治疗者与当事人的关系是时常要认真思考的问题。不加批判地使用在西方学到的东西,或者无论遇到什么只简单地说日本人就应该按日本人的样子生活,都不会带来进步和变化。只是,不管怎么说,心理治疗师是以个人为对象的,作为个人的问题,下一节我们仔细来讨论。

3. 自我和自性

　　荣格提倡的"自性（self, selbst）"这个概念可以作为解开日本和西方问题的一把钥匙。这虽然是荣格特有的想法，但是在思考日本的问题时非常方便，因此会被人们反复地拿出来说，其实这里边也存在着危险。这里，我们一边探讨日本的特性，一边来做一些说明。

　　在近代西方文化中，自我的确立成为人生的一个重要主题。区别于其他人，自我崛起而立、人走向自立。人们崇尚自立的自我在其责任范围内作决定并付诸行动，这种想法的背后有着一种信念：人只要在合理思考的基础上行动的话，一切都是能够约束的。后来，作为自我的武器，人们又掌握了自然科学知识，这种信念就越发地坚定起来。在这种状况下，荣格很早就反对将自我作为人内心的中心，自我被无意识驱动，但像很多双重人格所表现出的那样，无意识总是在补偿自我的状态，总是显示出一种保持全体性的功能。因此，荣格主张不仅仅是意识，有必要全面地考虑包括无意识在内的全体性。

　　荣格以此为根据，提出相对于自我（ego）是人的意识的中心而言，自性(self)则是包括意识和无意识的人的内心整体的中心。因此，他把这种定义解释为："自性是心灵的全体，也是心灵的中心。它跟自我不相一致，就像是一个大圆包含一个小圆一样，自性包含着自我。"①这样，自性存在于无意识中,所以人们并不能直接认识到它,但是可以间接地意识到它的作用。作为一种象征来把握"自性"时,可通过最近得到广泛认识的曼陀罗图形理解其全体性和统一性。

　　中心从自我向自性的转移是非常彻底的。荣格认为,人在自己的前半生完成了自我的确立以后,在后半生会开始认识自己。由自性发出的心灵的内容会对自我的状态进行补偿,但这种补偿时常会以一种自我难以简单接受的方式进行。通过自我与自性的决斗和协同,进行着自性实现的过程。荣格特意强调了这个过程的危险性,从自我的立场来看自性实现的过程经常是毫无价值的,甚至是有害的。现在人们经常挂在嘴上的"自性实现",其实大多数还不过是一种接近于自我确立的肤浅的东西,根本谈不上"自性实现"。

　　奇怪的是,反倒是东方人比较容易接受荣格所强调的"自性"这个概念。确实,东方人像西方人那样确立近代的自我比较困难,荣格提倡的自性的概念就起到了一种救赎的作用。不过在实际进行心理治疗的过程中,我也感到有些问题。

　　首先,西方的荣格派心理分析师也有对"自性"抱有疑问的。杰姆斯·希尔曼就是其一,他的思想要点为:首先,"自性"这种想法一神教的背景过于强烈,这个原型超越了其他所有原型,如果把从自我到自性看成是一个"直线型的进步阶段"则是非常危险的。这一点非常重要,我们还会在第八章作详细讨论。希尔曼还提出了另一个问题,也就是说"自性"时常以"智慧老人"的形象显现。如果把这个跟现实中的"长老"联系起来,就会发生问题。"长老"的负面,即"神学的一神论、顽固的执着、宗教的无宽容性及优越性"②显露出来,让人无法对抗。

为了反对荣格的思想,希尔曼强调了多神论的优点。也就是说,不存在一个"唯一正确"的答案,人们各自走着自己个性化的路,指引着路程的神也不是唯一的,有各种各样的神存在,没有必要遵从长老的说法。

听了希尔曼的多神教思想,马上就说日本正好是多神教,这也太容易理解了。这么想稍微有点儿性急。希望大家能回忆起前边所说的"中空构造"。日本即使有八百万的神存在,也只是作为全体的一部分被配置在"中空"的周围,数量众多的神并没有自己的人格,作为全体的一部分才有其意义。中心的"空"或是"无"有的时候起着类似一神教的"神"的作用,所以在日本,也是不得不服从"长老"意见的。而且问题更加复杂:这个"长老"并没有明确的原理和原则,有时人们甚至连为什么去斗争都搞不明白,只能稀里糊涂地服从。

这种"长老"的意象投射到心理治疗师身上的情况也有,我们要时刻意识到这一点。比如说,治疗者说明一些"解释"、给一些"忠告",当事人会毫无批判地服从。并没有很好地跟自己的思想、生活态度结合起来思考,当时只是单纯的听话而已,问题会在以后发生。治疗者不明白这一点,误以为这个人真懂事儿。

对当事者来说，这是跟自己的生活有着密切关系的问题。即便一时无条件服从，过了一定的时间总会表现出逆反来。特别是在训练的场合更为可怕，搞不清楚什么时候指导者就变成了希尔曼所说的"长老"。这种倾向在日本特别严重，作为指导者要时刻挂在心上。笔者也时常思考着这个问题，有时又觉得束手无策：眼睁睁地就看着人们把你奉为"长老"了。跟这种倾向作斗争，真是需要相当的功夫。

当然，治疗者也不得不接受前边所说的那种"智慧老人"的投射。"接受投射"这个说法有些片面，任何时候"移情""反移情"都是相互的。只是，事情究竟是怎么发生的？对这一点，治疗者必须要有尽可能清醒的意识。比如说，当事人及其家庭面临着非常困难的问题或疾病时，很难在自己的内部感觉到"自性"的作用，这时候只有靠把治疗者奉为"智慧老人"才能重新站起来。这时候，治疗者嘴上谦虚一下"我也不是什么了不起的人"，是没什么意思的。真实地呼应当时对自己的要求，并且退一步看清楚自己的姿态是很重要的。如果发生奇迹性的"痊愈"，治疗者以为这是自己的"功绩"，事情会变得无法收场。

经常会是一些偶然的事情，使得治疗者不再是当事人的"贤者"。如果治疗者的意识比较清晰，会对事情的动向把握得很清楚。这正是取得进展的时机。如果治疗者洋洋得意，就会把握不住火候，跟当事人之间产生隔阂。

　　说的有些偏向现实场面了，但是日本人确实有在"自我"与"自性"相互作用、对决之前，就以一种模糊不清的形式去接受"自性"的倾向。现实当中，千万千万要多加留意。

　　可能正是因为太重视"自性"这个原型，东方、西方都变得越来越自由，有志于希尔曼所说的"多神教式心理学"不是什么坏事情。只是为了达成这个目的，需要更加花工夫去理解原本意义的一神教，这不是用日本的拟似一神教（跟日本式的"自性"有关联）来理解。不做到这一点，也无法真正地理解多神教。发展了多神论神学的大卫·米勒曾跟我说过："对日本人来说，还需要拼命地去理解西方的一神教。"主张多神论的人说这个，对我们应该是很有启示的。

4. 实际问题

现代日本人已经非常西化了，但还保持着很多日本传统的东西。有些表面看着很西化的人，剥下一层皮来，立刻就是典型的日本人。也有人西化的程度确实非常深。有些信奉基督教的人，在做梦的分析时，时不时地冒出很多佛教性的课题。这并不能说哪一个好哪一个不好，只是我们的工作就是要探明当事人的实现倾向究竟朝着哪个方向、以什么样的形式跟外界取得妥协。

因此，当事人的西化程度如何？今后的方向会是怎么样？这些我们事先有些心理准备比较好。作为语言表现，**表面上看着熟练地运用着西方的逻辑思维，看上去已经建立起一个很像样的"西方的自我"，其实有可能正因为本人实在太弱，不过被西方的自我"绑架"了而已。这一点切不可忘记。**心理治疗师要努力锻炼自己分辨"真货"和"赝品"的眼光。不管什么事情，"赝品"都会显得过于耀眼，知道这一点，有的时候会方便一些。

以近代自我为基础的人与人之间的关系更重视"契约（合同）"。相对于此，基于母性原理的一体感的关系（或者连关系都称不上）就难以理解"契约"这件事，嫌它过于见外、冷淡。因此，通常很难跟当事人之间签一个治疗合同。特别是在我刚从瑞士回国的时代，很多人无法接受"合同"这件事，所以只好对有些人不收钱、对有些人想些其他变通的方法。好在现在大家都比较理解了，对规定时间、地点、收费等做法没有那么反感了。但这也不过是因为大家都这么做所以就服从了惯常的做法而已，并不是已经彻底培养起了所谓的"契约精神"③。

这样，就会有些当事人心里对规定时间、地点、费用其实是不满的，有人也会责难："先生到底把我的事情当回事儿吗。"单纯用母性原理来思考的话，不做任何限制，只是一味地为对方想方设法，这才叫爱。因此，当事人的不满很可以理解。当事人能够正面地来表述不满和愤怒是有它的意义的。很多当事人对于自己的命运、对于周围的人们一直有着怨气和不满，但没有能力表达出来。所以，在自己认为正当的事情上能够责难治疗者，也是一种进步。

人生并不单纯是母性原理，父性原理也是必要的。面对当事人的愤怒，治疗者在不急于辩解、包容当事人的愤怒的同时，也不改变姿态。看着治疗者这样的态度，当事人一面表达出了一直压抑着的感情，一面也能切身地体会父性原理的重要性。

从父性和母性平衡的观点来看，不管治疗者是男性还是女性，都必须让这两者能够共存。正因为这一点，西方的心理治疗的书籍中会强调"接受、容纳"，这当然是在确立了自我的前提下才成立的。具有一定程度的父性的人，在接受和容纳方面做努力才有意义。忘记了这一点，日本的治疗者从一开始就强调"接受"，那真是会走上一条很被动的路，不会产生任何建设性的作用。这一点在实际工作中也要留意。

　　在当事人中也有一些西方式的自我倾向比较强的人，跟周围无法调整好关系，不得不到心理治疗师这里来。这时候，不能急于肯定这种倾向，仔细观察一段时间比较好。总之，很多人是以这种方式表达对父母或是其他权威的反抗，其后，当事人的心理会如何变动都很难说。对自我确立倾向比较强的人，在顺应这个倾向的同时，**还应该好好探讨一下在日本社会确立自我的困难性，具体生活中需要什么样的折中。不照顾到这一点，当事人将来会难以适应社会。**

　　在日本，家庭成员之间无意识的同一化倾向比较强。治疗者接受了某一个当事人，就得做好思想准备：你没准儿就等于接受了当事人的整个家庭。要注意，这里所说的"同一化"，跟家庭成员间关系很好、联系很密切完全不是一个层次的意思。人和人之间在感情的层次上可以基本没有关系、很冷淡，但在无意识的深层互相牵连着。一个人想做些改变，整个家庭无意识地在拖他后腿的情况并不少见。

　　这个时候急于求成，一会儿见见父亲、一会儿见见母亲，反倒会像拿着一团乱麻一会儿扯这里、一会儿扯那里，更找不出头绪来。有时候是需要见见家里人，但基本的姿态应该还是透过个人来观察整个家庭的动向。

　　把家庭成员全体作为一个系统来实施的家庭治疗跟上边所说的还不尽相同。这也是一种方式，但笔者不太采用这种方式。以前也说过，笔者通常不采用一些操作性的方法，而更倾向于等待当事人的可能性自发地活动起来。虽然总是在关注着家庭全体的状况，但没有兴趣去操纵它。

前边也说到过，日本家庭的状况，经常使得家里会有一个人作为"代表"，全面承受了"家族的疾病"。这个人起着替罪羊的作用，使得其他的家庭成员可以过着幸福的生活。一旦开始治疗这只替罪羊，其他人的幸福就会受到威胁，所以大家会无意识地来扯后腿、阻挠治疗的进展。当然，治疗的进程中，不断地重复着"破坏"和"建设"的循环过程，会得到更高层次的"幸福"，但治疗者也应该充分体会到这样的家族痛苦，否则可能只会简单地跟当事人一个腔调地来怪罪家里人怎么这么不懂事儿。

参考文献

① Jung, C. G., Concerning Rebirth, in The Collected Works of C. G. Jung, Vol.9 I, Pantheon Books. 林道義訳 "生まれ変わりについて"《個性化とマンダラ》みすず書房，1991年41頁。

② ヒルマン・J，"心理学——一神論か多神論か"，ミラー・D，（桑原知子・高石恭子訳），《甦る神々——新しい多神論》，春秋社，1991年所収。

③ 精神科医中井久夫曾将我国医患关系的特殊性表达为"不是签署医疗契约，而是有不成文的合意"。（中井久夫《精神科治療の覚書》，日本評論社、1982年）

第七章
心理治疗中的技法

心理治疗中可用到很多技法。绘画疗法、箱庭疗法、自由联想法，等等。在以语言为主的心理咨询领域，把如何回答当事人的发言也看作是一种"技法"的话，那真是细致无比的"技法"。与此相反，有些人主张：面对活生生的人谈什么"技法"，实在是无稽之谈。对人就应该以爱相处，人和人的"相遇"才是重要的。在这儿实际上也像心理治疗领域的"二律背反"一样，偏向哪一边都会出问题。

在进行心理治疗的过程中，对"爱"、"相遇"等课题加深思考无疑是很重要的，但现实中，即使是宗教、哲学、教育领域的伟大学者们，面前来一个滔滔不绝地谈论妄想或是自杀了刚被救过来的人，很多人也会束手无策。而一个接受过临床心理治疗训练的研究生来见见的话，反倒更有作用。面对这样的事实，我们还是得承认受过训练的技法的存在。当然，不能因为这样，就成了技法的奴隶，本末倒置。在磨炼技法的同时，一定要加深对其意义的思考，才能避免走上邪路。基于上述这些想法，我们来探讨一下技法的问题。

1. 技法的意义

心理治疗技法的核心是人与人之间的关系，这是绝对不能忘记的。就算是采用箱庭疗法，也不是说摆摆箱庭就痊愈了。最近，听到过有个母亲买了一套箱庭疗法的道具，在家里让孩子摆，希望治好这个拒绝去上学的孩子。这真是让人哑口无言。产生这样的误解，也能够看出"用科学的方法来治疗"这种形象在一般人们的心目中是多么根深蒂固。

支撑着这种误解的是近代科学技术的急速发展。应用这种"技术"，人们做到了好多好多以前做不到的事情。而"技术"的特征就是，只要遵守操作手册，绝对可以得到你预想的结果。没有比这更方便的事情了。现代人过于习惯这种模式，自然地就想把"操作"一个什么东西来达到预想目的的"技术"应用到人身上去。也正因为这样，来找心理治疗师的很多人都会问道："先生，有没有什么好的办法？"

我总想着，如果有一种可以让人变得更好、地位更高、更聪明的好办法，人们首先就应该想把它应用到自己身上吧。但现实中好像又不是这样。当然，我们不能断言就不存在什么好方法。你这么一说，可能有人下次再也不上门了。所以，即使觉得徒劳，也要跟当事人共同去东忙西奔地寻求"好方法"。有的时候，这倒是建立人际关系的好办法。笔者也会说这么做做试试看，或者还有这样的方法，等等。自己这么说着，连自己也会觉得没准儿真有用呢，这样，对加深和当事人之间的关系还是有意义的。

话题可能稍微偏了一点,说起"技术",它总是在切断了其他人和自己的关系、把别人当作一个操作的对象时才起效用。说白了,就是一种人和物的关系。毫无疑问,在把人当作对象时,说"从什么地方往什么地方运送几个人"的时候,可以认为这是一种单纯的"操作",是在能把人作为一个"物体"来处理时才成立的。

谈论技术的时候,还有一个重要的因素,就是只要按照操作手册来做,实施操作的人本身并不成为问题,虽说改变操作顺序或者偷工减料是会出大问题的。技术的魅力就在于只要遵守事先定好的规矩,按照指示就能确实地得到期望的结果。

服从指示、不可变更,这一特征跟仪式是相通的。当然,仪式不是人和物的关系,其核心是人和神(绝对者)之间的关系。仪式也罢、技术也罢,要做的事情早就确确实实地定好了,但背后存在的思想却是完全不同的。人类用技术来操作物体,这背后有着因果定律这样一个极端合理的武器。而仪式的情况则不大相同,有的宗教,像基督教那样,人和神之间有着明确隔断,也有的宗教,像日本神道就不大能感觉到这种隔断。但不管如何,这与人和人之间的关系还是不同,某种意义上来说跟人与物之间的关系倒有相似的一面。但是,人们使用技术是为了操作物体,而仪式是为了从神那里获得启示和救赎。即使是以积极的态度去实施仪式,其根本姿态仍然是被动的。因为这不受因果律支配，是一种接受神的意志的非合理方法。

在这样说明了技术（technology）、仪式（ritual）以后，我们就不难理解心理治疗的技法（art）是位于这两者之间的事物。并且，这种技法偏向于这两者的某一边，会带来感觉上微妙的差别。我们把这些总结在表1里，下边照着这张表来说明。

表1 心理治疗的技法

	关系	方法	基础	作用	结果	界限
仪式	人与神	决定	教义（dogma）共时性	被动（皈依）	不确定（奇迹）	无
技法	人与人	一定程度的自由度	……	……	……	……
技术	人与物	决定	理论（因果论）	主动（操作）	确定	明确的界限

心理治疗是以人与人的关系为基础的。如果仅限于创作艺术作品的场面，看上去像是人与物之间的关系。但是如果扩展到鉴赏的过程，则可以理解其基础还是建立在人与人的关系上的。这种方法不像技术或仪式那样是铁定不变的，即使有一定程度的原则，不同的场合还是可以变更的，而且必须这样。比如说，心理治疗中，遵守时间、地点、费用是很重要的，但并不"绝对"，有些场合可能反倒需要破坏这个规矩。当然，事情不能那么随便，需要在治疗者的责任范围内

作判断。

　　心理治疗的技法当中也有些方法规定得非常明确，好像不可变更的，比如说跟"技术"非常接近的行为疗法。而一些很接近"仪式"的东方式身体疗法，意义却大不相同，需要特别注意。在技法的栏目里，有很多项都画着点线，意味着其内容范围非常广，治疗者所属学派、使用的技法不同，会有很大的差异。

　　简而言之，心理治疗技法的特征就在于停留在这样的中间地带，治疗者也要在痛苦的过程中，事情才能有所进展。如果治疗者根本用不着痛苦，照本宣科地行事，就得反省一下我们的行为是不是变成了反过来增加当事人痛苦的伪技术、伪仪式？问题比较简单，当事人的自我也比较坚强，用一些比较接近于技术的方法同样可以取得好的效果。但问题比较严重的时候，我们很可能就需要豁出去，相信一次当事人的可能性。而这"可能性"，在那个时点根本就还是一个不明朗的存在，简直有点"靠神保佑"的意思在里边。不过这不是靠"仪式"，而是靠治疗者的态度来促进"可能性"的活化。虽说不是"仪式"，有的时候还是会有一些类似的现象（比如说，每周一次、固定的时间、固定的地点也可以说是一种仪式），保持治疗者的"被动性"、时常关注着"共时性"现象，这些方面跟宗教性的方法有些接近。

　　以社会常识来衡量，笔者见的有些当事人的问题看上去根本无法解决。但还是会相信其"可能性"，继续面谈下去。

这时候在当事人身上肯定"有些什么"能让治疗者动心的地方。再说白一些，就像荣格研究所的一位指导者所说："如果当事人身上没有什么地方能让你喜欢，那么最好不要接这个案子。"这应该说是句名言吧。"让人喜欢的地方"是一个相当有深意的表述。在其"可能性"上赌一把的时候，必定要有相应的心灵活动。只有到目前为止谁也没法感受到的"可能性"显现出来，才会发生奇迹性的痊愈。

仪式—技术—技法的三分法与仪式—工作—娱乐有着相对应的部分。以赫伊津哈（Johan Huizinga）、凯卢瓦（Roger Caillois）的《游戏与人类》等与游乐相关的论述为背景来说，技法的特征即其中有"娱乐"，而这是技术和仪式所不允许的自由度。

车轴和轴承之间不能卡得紧紧的，必须要有一些游隙，这个间隙就是游戏的部分[1]。没有这个游隙，不可能圆滑地旋转，游隙太大，车轴咣当咣当也无法好好地转。这个间隙一定要合适。心理治疗的各种技法也要有适当的余地，才能更好地发挥效应。判断间隙是否合适，同样关系到治疗者本身的人生态度。

1　日语中游戏、游玩和轴与轴承间的游隙用的是同一个词：asobi。

2. 各种各样的技法

心理治疗中，真是有各种各样的技法。这里不可能对所有的技法一一说明，我们只重点谈一谈整体的思考方法。

有的技法跟某一种学派有关，也有的技法超出学派的界限。比如说自由联想法仅限于弗洛伊德派及存在主义分析学派，而使用积极想象法的只有荣格派。其他，像森田疗法、行为疗法都有其特定的方法。反过来，会话疗法、游戏疗法等，则从很多学派的观点来看都可以采用。对话方式当然也是。根据个别案例，也可能会要求当事人每天记日记。在心理治疗的过程中，可能会感到这种疗法对某个当事人比较合适，也可能会觉得另一种技法也好用。但不可忘记的一点是，**每一种技法的背后都有该技法之所以能够成立的理论或是实际当中的注意事项，不能无视这些，轻率地拿来就用**。

面对各种各样的技法，按照意识—无意识的轴线来归纳也是一种方法。面对面的谈话，当然意识性的关联比较强，但治疗者的应答态度则在当事人心灵层面发挥效力。当事人说："外边实在太可怕了，一步也不敢走出家门。"这时候"从什么时候开始这样的啊"，一步一步问下去，可能意识部分的作用变得更强一些；如果说"那真是太痛苦了"，感情部分可能开始起作用；如果短短地应答一声"是啊"，可能又会有其他的反应。当然不仅仅是语言的形式，还有治疗者如何开放自己的心灵，这些都是有关系的。无论如何，治疗者面对当事人，应该明确地认识到自己的应答在什么时间点、把焦点放在了哪一层。

心理治疗首先以当面的对谈为基础，因此不可小看技法细节的研讨。即使当事人只是在谈一些外部的事象，治疗者把它作为内在的意象来接受的话，虽说表面看上去对话的层次很浅，也同样会伴随着心灵深层的活动。或者，有的时候会给当事人提些建议。这种建议，有可能当事人当时还没有意识到什么，现在提前说出来将来会有用处，也有可能就是希望当事人现在就付诸行动，也有可能并不期待当事人马上就做些什么，只不过想通过这种方式传达给当事人一个"我还是在费脑筋想着你的问题"的信号。不同的情况，说法肯定大不相同。看上去若无其事的单纯的两个人的对话，其实在治疗者内心会产生细致周到的活动。

比起面对面的谈话，像自由联想法、梦的分析、意象疗法等虽然也使用语言，但对无意识层面的干预就比较强了。笔者也主要使用梦的分析，就此多说两句。**做梦的分析时，不仅要记忆自己做的梦，用文字把梦境记录下来也是有很重要的意义的。**虽说我们在用无意识的素材，但不能忘记和意识的相互作用的重要性。从这一点来看，仅仅把梦境用语言组织成文章的过程就需要相当强的意识的力量。

现在再来谈一下荣格创造的积极想象法。比如说梦中出现了一个印象深刻的少年形象，那么试着想象跟这个少年对话,然后把过程记录下来。用文字来记录,意识就要发挥效力。如果过于向这边倾斜,那么"对话"的内容跟自己意识层面的思考没什么区别,没一点意思。但是如果放弃记录,放任意象自律地活动,无意识的作用一方独大,就无法期待和意识之间的相互作用。因此需要在意识和无意识的微妙的平衡中来实施这种疗法。

采用这种疗法时,"对话"的对象必须选择梦境中出现的意象这样非现实的人物,如果选择实际存在的人物,会跟外部的现实存在混同起来,相当危险,绝不可取。

以语言—非语言为轴线来看的话,相对于上边所说的都属于语言的技法。除此之外,还有使用绘画疗法,箱庭、黏土等造型的表达,游戏等非语言技法。再重复一遍,这时候同样不能忘记最根本的是治疗者和当事人之间的"人与人的关系"。当然,这不是说一定表现出先建立起了关系,然后产生了表达这样明显的阶段性。在看当事人作品的过程中深化了关系,或者在关系深化的过程中表达也渐渐发生了变化,各种情况都有。我们重点要思考的是两者的相互作用。

在表达的过程中,要注意不能让当事人拘泥于一般美学意义上的好坏,不要老想着要完成一个美丽的作品。**无论如何,"自由"地发挥是最重要的**。只有这样,无意识的自律性才会开始活动。梦在睡眠中产生,显然是无意识在起作用。而表达活动则受意识的作用比较强,有时表现的层次非常浅。这是缺点也可以说是优点,当事人可以根据需要来"保护"自己,相对来说危险性会小一些。

谈到这些疗法,我们经常使用"表达"这个词儿。一般人们认为这是指当事人把自己已经知道的事情用绘画、箱庭来"表达"出来。其实,我们更应该知道,这当中隐含的某种形式的创造性在治疗中更具有意义。与其说是当事人把已知的事情表现出来,不如说在这种活动中,当事人把以前自己也没感觉到的事情表现出来了,或者,孕育出了崭新的可能性。可以说,绘画、摆一摆箱庭,这些事情本身就通向治疗。

从前述的意义来看,只要当事人开始潜心于小说、诗歌、俳句、音乐或者摄影这样创造性的活动时,我们总是要鼓励他们。因为通过这样的创造性活动,治疗的进程也在向前。笔者会面的好多当事人,嘴上虽然没有多少话,在心理治疗的过程中,会开始做一些像写小说啊、画画啊这样创造性的活动,挺让人佩服的。很多人在心理治疗结束以后,仍把这些作为兴趣持续下去。

下边我们再从心灵—身体的轴线上来思考一下。首先,不仅仅是语言,同时也从活动身体的意义上来说,有心理剧、森田疗法等。箱庭疗法同样,用手接触到沙子这件事本身也有身体上的意义。作为团体治疗的技法,有活动身体、互相接触等节目。还有舞蹈疗法。格式塔(Gestalt)疗法同样很重视身体的动作。

活动身体这件事确实非常重要,与此不同意义上的身体性的问题,也跟心理治疗的技法发生着关系。这些主要是从东方的思想出发的手法,基于"身心如一"的思想,认为把身体调整好了,心灵也跟着可以调整好。按照西方的分类,宗教、哲学、心理学、医学都独立划分开来。而东方的思想,经常是作为一体,都被包含在宗教里边了。因此,禅也可以被认为是一种广义的心理治疗,瑜伽也是。就是在这样的思想基础上,东方医学发展起来了。

可能很多人认为这种方法跟心理治疗还是不同的。看上去它旨在解决身体的问题,但按照身心如一的思想,也同样在关注心灵的问题,说它是广义的心理治疗应该没什么不妥。所以,我觉得这些观点对心理治疗的启发不在少数。比如说,即使是使用语言,自由联想的时候,让患者睡在躺椅上这样的姿势是非常重要的,分析梦境时,对话的素材是从睡眠中得来的,这些手法中"身体"同样是非常重要的因素。

这样,语言的、非语言的技法虽然有很多很多,但有一个共同点就是:某种意义上的放松,也就是缓解日常生活中紧张的部分。当然,这不能是全面的放松,要和一定的紧张并存。在荣格提出的积极想象的技法中也能看出来紧张和缓和的两立。加上各种各样的改善,就变成了技法。当然,强调不同的侧面,使得每一种技法都有着自己特色。

这么一路思考下来,在面对面的心理咨询中,咨询师的姿态也同样应该保持着紧张与缓和的适度平衡,并不是脸上一直挂着平常所说的"一丝不苟""拼命努力"的神情就好。咨询师自己首先要放松，不是单纯的放松，依然需要相当的紧张。这种姿态可以说在运动、艺术等所有需要技法的领域都是极其重要的。笔者非常喜欢看体育比赛，从中可以得到很多提高心理治疗技法的启示。艺术也同样如此。

3. 技法的选择

　　心理治疗中确实有多种多样的技法,那么到底从当中应该选择哪一种呢? 有些人认为既然有这么多,那么应该各种都去尝试尝试。更有比较恶劣的,"让他做了做箱庭,好像没啥长进,就试试缓和放松法,这次又不行,所以接着想看看什么什么……"有人就把这样"一个接一个地试,最后什么也不顶用"的结果拿出来公开发表。这就像给一个病人接连不断地按顺序喂不同的药,看看哪个有效一样。我们在前一节已经说过了,心理治疗的技法绝不是这样。首先,治疗者直接参与该技法是非常重要的。前边说的这个人,表面上看起来是在向大家宣布各种各样的技法是多么没有效果,实际上是在公开承认自己作为治疗者是多么无能。

　　心理治疗师可能会以一个自己比较擅长的技法作为核心,同时一定程度地了解其他技法,必要时辅助性地使用这些手法。当然,最基本的是面对面的谈话,要连这个也不会那就什么也别谈了。但除了自己最擅长的,再掌握一些别的技法还是比较方便的。比如说一个患有缄默症的孩子来了,治疗者本来只要以一种很安定的姿态待在孩子身边就可以了,可这一点真是很难做到。于是,让孩子摆摆箱庭、画些画儿,治疗者自己的情绪也能安定下来,跟孩子的关系就会深化。

　　但是,一般的技法都跟某种特定的理论、学派相关,不是单纯地记住其做法就可以了。治疗者在选择技法的同时也在选择学派，治疗者本人的人格也深深地参与进去了。笔者前边也说了，不存在哪一个学派正确的问题，需要关注的是哪一个学派更适合自己。

　　要说各种学派都有什么特征，这里我们介绍一下笔者在美国留学时的导师克洛普佛（Klopfer）和斯皮格尔曼（Spiegelman）在1965年发表的论文①。虽说年代已经很久了，但今天依然很有价值。这很便于我们理顺自己的思路。这篇论文主要想研究清楚苏黎世的C.A.迈耶的分析特征。C.A.迈耶是克洛普佛和斯皮格尔曼的分析师，同样也是笔者的分析师。图中表示的荣格派的部分，即使笔者作为同样的荣格派，也觉得迈耶的特征非常明显。

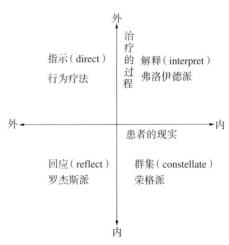

图4　心理治疗领域的学派

　　我们按图来作简单地说明。按照荣格的外向—内向的轴线,首先将纵轴"治疗的过程"分为外部的和内部的,其次,将横轴"患者的现实"也分为外部的和内部的,这样就形成了图示的四个领域。谈到"患者的现实",如果主要关注患者的实际行为、与人的关系、症状等,就是"外部的",重点放在患者的梦境、联想上,或者即使患者讲述的都是外部的事情,但把它作为内部的意象来处理时,患者的现实就是"内部的"。接着再来谈谈"治疗的过程"。如果目标放在患者成功地适应外界的程度、症状消失了没有,那么就偏向于"外部的"。如果目标在于荣格所说的自性实现、罗杰斯提倡的具有充分功能的人,那么称其为"内部的"。

　　与这四个领域相对应,就有了不同的学派。治疗的过程和患者的现实双方都是"外部的"场合,可以举出行为疗法的例子。确实,行为疗法把改变行为作为目标,根本不把人的内心当作考虑的对象,这一点十分清晰。这时候,指示(direct)就成了技法的中心。接下来是罗杰斯派,作为患者的现实,通过面对面的谈话,讨论的基本上是外部行为,但在患者的治疗过程方面,其焦点在于患者的内心成长。也有人指出,面对面谈话的时候,主要谈的还是患者的感情啊、想法啊,作为"患者的现实"应该分类为"内部的"。但这里我们要清楚,所谓"内部的"指的是更加"无意识"的层面。罗杰斯派的技法的中心是对患者感情的回应(reflect)或是内省。

　　下边再来介绍一下以弗洛伊德派为代表的领域。作为患者的现实，主要对象是自由联想、梦境等内部的问题，但作为治疗过程则主要关注患者外部的行为变化。其技法的中心是"解释（interpret）"。最后我们再来解释一下无论患者的现实还是治疗的过程都是"内部的"荣格派。在这个领域，群集（constellate）成为技法的中心。这里我们有必要来解释一下群集这个动词。它是由星座（constellation）这个名词造出来的，既可以作自动词用，也可以作他动词用。从星座这个名词我们可以想到它本应该是个自动词，这里硬要它也能成为他动词，就已经看得出自相矛盾了。

我们在说constellate时，就意味着：治疗者对无意识持一种开放的态度，由浮现在患者无意识中的某些慢慢能够成型的东西来进行治疗。这从某种意义上来说，是自然地constellate的结果，但考虑到由于治疗者的态度才引发出这个状态，那么也可以说是治疗者让它们constellate了。但是，并不是说治疗者只要想让它constellate，就能做到这一点。甚至可以说，治疗者越是有意识地这么去想，反倒治疗过程并不出现。这是一件非常微妙的事情，不过作为"技法"，我们还是把它作为他动词来用。

不用说，上述四个领域的分类，连克劳福和斯皮格曼两人也都承认过于绝对。他们认为，在现实中的心理治疗师都是根据当事人的状态在这四个领域里适当地移动，或者说，这其实是更理想的情况。现实正是这样，行为疗法的治疗者在按照自己的规划顺序实施行为改变时，听到患者谈起自己家里的事情时,也会嗯、嗯地听着,向罗杰斯派的领域转移。

或者,荣格派主要用梦境做素材对话时,社交恐怖症的患者说起来想去见见以前的老朋友,那么治疗者微笑着表示赞同的时候,就移动到了行为疗法的领域。绝不能说这样很奇怪或者不好,反过来倒应该认为这是一种我们期望的状况。只是对自己为什么会发生这种变化要有一个明确的认识,仔细地吟味一下∶这种变化对当事人来说是否必要?

那么又有疑问了∶为什么不从一开始就立志做一个全能的治疗者呢? 实际上,人都有自己的局限性,首先在自己比较擅长的领域里站稳脚跟,然后再慢慢扩展,可能是一个比较明智的做法。搞清楚自己的长处,不要勉强自己去挑战一些不太可能的事情,这样行事比较好一些吧。

上边主要从治疗者的角度来谈论如何选择技法和学派。那么从当事人的角度来看又会怎么样呢? 从理论上来说,心理学有很多很多学派,但在心理治疗的实际现场,并没有想象中那么大的差异。甚至有研究结果表明∶相对于学派的差异,治疗经验长短引起的差异更大。当然,也会有些当事人特别适合某一种学派的某一种技法。这一点,在最初面谈时,就应该充分地考虑到。

有些外向的当事人(可能因为工作的关系)特别急于让症状赶快消失。这时候,笔者会仔细地介绍行为疗法,然后解释自己的做法,讲清楚这两者之间的不同之处,让当事人自己挑选。也曾经介绍过一些当事人到行为疗法的治疗者那里去。

　　说起个人治疗和团体治疗，又会有很多可以讨论的。笔者因为不做团体治疗，所以就不多说了。只是在个人治疗的过程中，出现需要团体体验的情况的话，也会推荐当事人参加一些笔者认为合适的活动。有的当事人自己找到合适的治疗组想去参加，这时候会积极鼓励当事人。也有不少人在团体体验中个人受到了严重的侵害，为了治愈在那里受到的伤害、恢复平静的状态而到笔者这里来。本来这个任务应该由团体的组织者来完成的，但笔者也尽力做了自己能做的事。

参考文献

① Klopfer, B. & Spiegelman, J. M., Some dimensions of psychotherapy, in Spectrum Psychologiae, Rascher Verlag, 1965.

第八章

心理治疗的初期

从本章开始我们用三个章节将心理治疗分为三个部分来讨论。跟到目前为止的章节不大相同，这里会谈到很多心理治疗的具体问题。但思考"心理治疗究竟是什么"的态度依然重要，这跟用所谓的"技法论"来讨论心理治疗实际场面的细节不大相同，这一点要铭记在心。这些内容我们在别的书里还会谈到，本书的主要目的还是认真思考心理治疗的本质，希望大家能够理解。作为"实际"的问题，还有很多需要好好讨论的，这里只好割爱了。

说起心理治疗的过程，有的只要一次面谈就结束了，有的花了二十年的时间，途中中断几年，后来再开始的情况也有。虽说把这些都一把抓起来好像也不太合适，我们还是按照下述的要素来讨论。后边也会说到，有的时候比起"治疗"这样一个态度，"支持"的态度可能更重要，或者，有的时候与其说"支持"的态度能够导向好转，还不如说在维持现状上更有意义。虽说对不同的事例，重要的地方都会不同，但我们这里主要讨论一般应该掌握的知识、经验。

1. 鉴别的重要性

在心理治疗的领域，有一段时间有人主张"诊断无用论"。在第一章里已经阐述过，在心理治疗的过程中，治疗者的基本态度尤其重要，需要与当事人之间建立起我们一直在讨论的"关系"。能够顺利地建立起这种关系的话，当事人自己"痊愈"的印象就会非常强烈，确实感觉不到任何"诊断"的必要性。

不仅如此，过于拘泥于从医学领域借用来的"诊断"这个词儿，作为心理治疗师的基本姿态就会走样，这是一个很严重的后果。"诊断无用论"就是这样产生的。强调这一点的人，主张"不设任何前提条件"，治疗者只要一味跟着当事人的脚步走就行了。笔者认为这是不可能的，只要是人，就会思考，就会感觉，就会预想。与其否认这一点，还不如尽可能将自己思考的内容清晰地意识化，根据需要随时作调整。

医院的病理诊断，如果牵扯到心理的问题，就不可能立马有一个有效的治疗方法，这一点一定要认识清楚。如果这个诊断结果是"肠息肉"或是"结核"，那么会有相应的治疗方案。如果告诉你疾病的名称是"焦虑神经官能症"，怎么办？该心理治疗出场了。这时候作为治疗者也不可能明确知道治疗过程会是一条什么样的道路。话虽这么说，一定程度的病理诊断还是需要的。当然这里我们用了"鉴别"这个词，其用意在于不仅是病理的诊断，还应该用更宽广的视角来看待当事人。

　　把"鉴别"这个术语引入心理治疗领域的应该是土居健郎吧。[①]相对于"诊断",这个词儿更适合于心理治疗。诊断是近代医学的概念,只依赖于这种想法,就无法对应心灵的疾病。"鉴别"的含义则是心理治疗师鉴别当事人如何在治疗过程中渐渐地构成第3节里我们会讲到的"叙事",当然也包含了病理诊断的看法在内,一定程度上,治疗的终结及终结后的事情也在这范围内。这只是"鉴别",既不是"诊断"也不是"神谕",在治疗的过程中发生变化的可能性也很高。反正因为中途要发生变化,那么我们是不是什么都用不着考虑了呢?不是这样的,只有最初做好"鉴别",才能负起我们作为一个专家的责任。

　　首先要参与最初的病理诊断,在这个阶段把需要医学治疗的患者区分出来。因器质的原因引起精神障碍的人,必须接受医学治疗。区分这种状况的重要线索要看:是否有意识不明、多动、突发行为?治疗者是否很难在其中植入叙事构成力?治疗过程中是否有让人感觉到"咦?!不大对头啊"的情况?这时候,需要介绍到专门的医生那里去治疗,而且需要耐心地说明,不能让患者感到不必要的恐惧、产生不必要的抵抗情绪。癫痫不仅需要医生用药,有的时候心理治疗也很有效。这时候要配合好医生。不要简单地下结论:因为是器质性的疾病,所以不需要心理治疗。

　　病理诊断,粗略地说就是把病症分类到分裂症圈、狂躁抑郁症圈、边缘性精神病症圈、神经症圈及正常的某一类中。心理治疗师不是医生的时候，如果患者有分裂症的迹象，即使心理治疗有效，也需要医生来做诊断。这时候，心理治疗需要跟必要的药物治疗一起来进行，一定要找一个互相非常了解能够紧密合作的医生共同协力工作。

有些人虽然呈现出急性精神症状（幻觉、妄想等），却又不需要药物治疗，只靠心理治疗就能痊愈。要分清这种状况，就需要我们后边会谈到的"判断"。不过，即使能够确定，治疗者不是医生的话，还是需要介绍给医生，听听医生的意见（正是这种时候，我们更需要一个能够紧密协作的医生）。

确定病理诊断，并不等于就找到了一个有效的疗法。那为什么还需要病理诊断呢？一是我们前边说的和医疗关系的判断，另一方面，作为心理治疗者，可以预见一下治愈过程需要的年数，或者说事先能够做好思想准备。如果我们接受了一个边缘性精神病症状的当事人，当然也要看患者症状的程度，那真是得做好从今往后交往个十年左右的心理准备。把边缘性症状的人误看作正常或是很有才能，轻易地接受下来很容易导致最终的失败。

对病理状况比较严重的人，不管是心理测试还是治疗技法，都必须注意要避免采用一些侵入性较高的方法。如果导入梦的分析或是箱庭疗法，一定要慎重考虑。最重要的是"慎重"，而不是说什么都不能做。感觉到危险就停下来，或者加入适当的间隔,这需要持续观察梦的变化和箱庭的内容来做判断。同时,治疗者对自己"容量"的界限也要有一个清醒的认识。

最近有些没有任何症状的人,因为想更加了解自己,为了自己实现,跑到心理治疗师这里来。这时候反倒要特别注意,大多数情况下,这些人内部怀抱着重大的人生课题,但又没有足够的力量把它作为"症状"表现出来,无意识地感到治疗的必要性才找到心理治疗师的。有些来接受"教育分析"的人,也是这种情况。

鉴别潜在的精神疾病是非常困难的。投影法的测试、梦的分析等有的时候非常有效,但无法说任何场合都一定可以得出绝对性的结论。作为一种标识,我们可以感觉到对方说出来的内容跟我们感觉到的有偏差。比如说,不过在泛泛谈很普通的话题,可是你总感到极端的疲劳,或者感到莫名其妙的攻击性,或者感到一种要喷发出来的岩浆涌动样的能量。或者在听对方讲他的生活史时,总觉得有什么地方不对劲儿,不合逻辑,前后自相矛盾。除了这些,好得过分的话也是很危险的。这时候,治疗者会感到对方很有魅力,一定要跟这个人共同走下去。感到魅力过于强大的时候,我们不妨退上一步、两步再来看问题。还有一些人会津津有味地说很多有趣的共时现象,也要引起警惕。

除了以上简单叙述的病理诊断,再加上下一节要讲的心理治疗的可能性,这样综合的判断就形成了我们所说的"鉴别"。在病理诊断的阶段需要相当客观地了解事实真相，而在判别心理治疗的可能性以及以后的心理治疗的展开过程时，不仅是客观的态度，还需要开放的态度。这两点有着不相容的性格特点，要留意当事人的状况，作出适当的调整。这也是第一次面谈时非常困难的地方，如果感到一次会面来决定这些比较困难的话，可以和当事人商量，经历两三次会面后，再决定以后的方针。

　　精神症状很严重的时候、犯了杀人等重大罪恶时，绝不能忘记确保掌握基本事实。当然这并不是说第一次就要问个水落石出，但从一开始就要明确这件事。对罪犯，要知道他抱有什么样的罪责感。自责过于严重或者根本没有犯罪的意识，以后的过程都会非常困难，至少我们要了解到底是什么程度。

2. 心理治疗的可能性

在正式开始心理治疗时,对当事人来说是要达成或者解决一个有意义的心理课题。这过程,总伴有某种形式的破坏和再建设。这个任务只有靠治疗者和当事人的协力才能够完成。

比如说,离开母亲自立这样一个课题,当事人的年龄、环境不同,课题的大小都会不同。但是母亲的特性、协作的程度带来的差异可能更大。仔细斟酌这些状况,感到有可能性时再开始治疗。治疗者自身的能力也是一个必须考虑的条件。如果任务过于繁重,当事人的力量和周围的状况都不太适合的话,回绝也是必要的。或者把重点放在维持现状上可能比盲目地开始治疗更有意义。随后可以按照定下来的方针开始面谈。

要随时考虑我们需要完成的任务的复杂性和当事人的坚强程度,来决定我们需要面对当事人的哪一个意识层面。这么做,一定程度上,治疗者的姿态也会稳定下来。如果采用了帮助维持现状的治疗方针,我们可能就会把重点放在如何适应外界的现实上。如果决定以深层的问题为对象的话,那么就尽量少干预外部的事情,在听当事人诉说时,尽量把焦点集中在意识的深层。

如果治疗者关心的程度过于肤浅,当事人也只能谈一些不疼不痒的问题,或者觉得跟你合不上拍,下次就不来了。就算这样,有些当事人也会因为完成了比较表层的任务,表达了对治疗者的感谢,就不再来了。治疗者不当心会稀里糊涂地把这当成"成功的例子"。或者反过来,也有治疗者不考虑当事人的状态,过于关注深层的问题,搞得当事人陷于不安吓得不敢再来了,甚至诱发出精神症状。

　　在以帮助维持现状为目标的面谈中也需要注意到,虽说主要的注意力放在了表层意识和现实上,但也不能急于强化表面现实、无视深层的现实。笔者最初做心理治疗时也有过这样的失败。就算我们说"强化现实面",但在这样困难的场合,深层的活动也是非常活跃的。当然过于关注它,这种活动就更加强化,走向破坏性的结局。而只强调表层现象,当事人也作出呼应(马上就作出呼应也是一种软弱的表现),一定时间内会给人万事都很顺利的感觉。但深层的活动并不是长久能够压抑得住的,会产生极端的破坏作用,搞得鸡飞蛋打。把焦点放在日常现实上,同时适当地关注深层的动向,这样两面作战确实比较难,但却是必须做的。

　　接受当事人治疗,对治疗者来说是一件需要下决心的重大事情。应该预先想到,跟当事人共同走以后这段路,需要耗费相当的能量。但现实中却没有多少当事人能认识到这一点。很多人就是认为自己什么也不用做,治疗者应该给他治病的。即使仔细说明当事人自己也需要付出努力,也没多少人马上能理解。光靠治疗者自己还是令人担心的,所以,有必要让当事人也适当地下决心。这时候,一定程度地明确规则也是必要的。比如说：不守时的话是不会见你的；再怎么痛苦，你也应该如何如何；请你不要如何如何，等等，适当地赋予当事人一些课题。如果可以看到当事人表现出一些积极的姿态，我们也就能下决心了。

心理治疗过程是非常痛苦的，有的时候不做心理治疗反倒更好一些。比如说强迫症、人格解体等，在心理治疗过程中可能产生妄想、幻觉等精神症状，也有的时候感觉到强烈的不安，日常生活也成问题。可以说到目前为止出现的症状，也是一种自我保护，保护自己不要陷于这种痛苦的境地。对一些能够理解的当事人，可以跟他解释一下心理治疗的过程，让当事人自己来选择：比起经受这种痛苦的过程，也可以和自己现在的症状共存，继续做自己喜欢的工作，就这样生存下去。有这些症状存在，生活肯定会很痛苦，但在能忍受的范围内，没准儿这么放着也可以。如果症状变得更加不可忍受了，那时候还可以再来。

虽说数量不多，笔者也曾有过这样的经历，说明情况以后，征得当事人同意，中止了心理治疗。有的时候当事人会在症状比较厉害的时候打电话来，或者来访谈，我在对话的过程中发现还有一些其他未解决的问题，或者最近过于疲劳等，加以纠正慢慢恢复原状。身体上的病症，有"一病长寿"的说法，心理的病症同样也可以这么说吧。

特别在当事人是艺术家的时候，更应该慎重。因为症状而痛苦，为了治愈而努力的过程中，作品一个跟着一个诞生出来。一门心思地急于治好，真说不清楚是好事还是坏事。他本人可能认为如果症状消失了，会有更好的作品问世。但事实也可能正是因为有这些症状，才产生出感人的作品。要看透这一点很不容易，所以千万慎重。

决定开始治疗后，治疗者带着前述的预见和决心面对当事人。这种姿态传染给当事人，使当事人感到"跟着这位治疗者走没有错"。出于这样的安心，症状会一举消失。有的只需一次会面，就奇迹般地治愈了，也有的经历了几次会面就好了。不管怎么样，本人也很高兴，家里人也很高兴：总算好了。这种状况称为**移情性治愈**（transference cure），一般来讲症状会马上反弹。不了解这一点，治疗者也高兴得过头了，当事人就会觉得：先生都这么高兴，怎么好意思再去找他呢？就会到其他治疗者那里去。不否认也有一些症状比较轻的人，移情性治愈起了弹簧的作用，以此为起点，靠自己的力量重新站起来了。但总的来说，再回来的人还是占多数。

有的案例非常困难。戏剧性的移情性治愈过后，症状再发，回来以后持续了好几年的例子也有。不过，曾经一度好转过的事实能够成为心灵的支撑，对以后克服困难起到积极作用的情形也不少。

在初次见面诉说自己的过去时，有些人把一些应该隐藏的秘密过早地说出来，这种状况也要引起足够的注意。因为当事人缺乏适当保持秘密、在适当时候说适当的话的判断能力，治疗的过程会非常辛苦。如果治疗者因为当事人这么信任自己而高兴的话,就会埋下以后失败的隐患。有时候适当地打断当事人的诉说 :"这些话非常重要,留到以后我们慢慢地说吧",也是必要的。要贴切地判断 :两人目前的关系是否能够消化说出口的秘密? 这个秘密是否已经超出了两人之间的关系?

　　"鉴别",按照上边所说,就是判断是否能够做心理治疗。作出判断的重要尺度是治疗者自己这个人,自己的感觉、直觉、所有的一切。不用说,日常就有必要尽可能地了解自己。

3. 叙事的发生

第五章里已经说过,在心理治疗中,"神话的智慧"是非常重要的。甚至可以说,在心理治疗的过程中,当事人的目标就是找出适合自己的神话的智慧,而治疗者则应帮助他做到这一点。如果有人觉得,怎么连神话都拉来了,有什么必要把神也请出来?那么,我们可以改变一下说法,就是每一个当事人创造出适合自己的叙事。

说起一些症状和苦恼,其实也就是当事人无法巧妙地把这些镶嵌进自己的叙事中。到底该怎么办啊?苦斗的过程中,慢慢能从这些事象的背后或是上位的视角来看问题,就有能力领会整体的构图。这时候,构成当事人能够认可的叙事的目标就已达成。

坂部惠曾说过:"告诉"、"宣告"这样的动词表现的是垂直的关系,而"说话"、"讲述"所表示的则是水平的关系[②]。宣告神佛的启示等,这里有明确的上下关系,而说话、讲述则是同等的关系。在心理治疗中,特别重视讲述,也就是因为重视治疗者和当事人的水平关系。

但现实中,治疗者向当事人宣告自己的"解释"的行为太多了点儿。站在知道正确理论(或者科学真理)的人与不知道这些的人之间的上下关系上发言,就会出现这种情形。我们说过,在心理治疗的场合,"宗教性"参与的程度很深,重视"宗教性"的同时,要注意不能变成一个伪宗教家。否则,我们就起了借科学之名宣告教祖之神谕的作用。当然，对某个当事人在某一种特定的场面，有这样的感觉并且起到很好效果的情况也是有的。但治疗者一定要保持头脑清醒，考虑在适当的时候恢复水平的关系。

可以说，笔者自己没有做过一般所认为的那种"解释"。特别想说的时候，也不过是来讲述一种"解释（能不能称为解释还很难说）"，或者只不过嘟囔两句。

治疗者不是用"正确的理论"，而是用"喜欢的叙事"来跟当事人接触，如果这么考虑问题的话，可能跟实际状况比较吻合。我们不能忘记这个事实，弗洛伊德把"俄狄浦斯情结"的存在作为普遍真理提出来的时候，并没有用"父、子、情结"这样的词语来命名，而是特意冠上了"叙事"的主人公的名字。一个"叙事"可能有着无数的读法，或者说可以有无数的变化。比如说即使把"俄狄浦斯情结"奉为金科玉律，每个人都有可能讲述自己版本的"俄狄浦斯情结"。

"讲述（katari）"可以通"欺骗"[1]，坂部惠也指出了"讲述"的主体的两重性。坂部引用了兰波的"我，就是一个他人"的句子，我们在对诗人的语言表示首肯的同时，从心理治疗师的体验来看，更是有同感。心理治疗现场的katari，当然有治疗者在讲述，也有当事人在讲述，那么我们究竟又在"欺骗"些什么呢？其主体应该是与当事人内在的实现倾向一样

1　日语中，语り（讲述）和骗り（欺骗）发音相同，均为katari。

的东西吧,当然,也有治疗者的实现倾向参与进来。

说起"katari"主体的二重性,也可以联想到第六章里讲的荣格提出的"自我"和"自性"。"自我"欺骗着"自性"在讲述。用这种想法来说明心理治疗的场面——甚至人生叙事的发生——真是相当方便。但是,像我们已经说过的那样,如果考虑"自性"这个中心,就要组织"叙事"的素材。那么,是不是多神论的思考方式更好一些呢? 借用众神的名义来讲述。人的叙事和众神的叙事不是那么容易共存的。正因为难以共存,才去做很多努力将难以共存的东西整理到一起,这种努力不正是宝贵的吗? 注意一下,**这里说的是"整理",而不是把所有的东西"归结"为一个**。

把以上所说的跟作家写小说做一比较可能会容易明白一些。作家会按自己的想法考虑一定的条理、故事,可一旦执笔,故事中的人物就会不受控制随心所欲地发展起来。如果体验不到这种故事中人物的自律性,就谈不上是创作,顶多是编故事。作家必须在允许人物自由活动的同时,把所有的内容整理成一个作品,而且还得考虑读者的接受能力。跟作家一样,心理治疗师事先也要考虑自己的条理、故事。但治疗一旦开始,就得对当事人的自主性、当事人无意识的自律性敞开胸怀。在这些冲撞的过程中展开治疗,也正是在创造"叙事"。

毫无疑问我们要尊重当事人的自主性,但治疗者也要为当事人构想其"叙事",这也是"鉴别"的一部分内容。当然,随着治疗的展开,构想会不断地被修正,甚至彻底被破

坏。但，首先治疗者必须有自己的"叙事"故事构成，这样就
必须倾听当事人的述说，努力读取当中的"叙事"。当事人
也会提供自身的解读，但这基本上是当事人"自我"的解读，
治疗者还须读到更深的一层。

因婚姻问题来面谈的，你经常能从中感到两人间解读
的差异。不管是丈夫还是妻子，只要主张离婚，总是在强调
对方跟自己如何如何性质不同。出身不一样、成长环境不一
样、兴趣爱好不一样，听的人不由得感慨：真是的，选了这么
个什么都不一样的人做伴侣。事情就变成："所以，想趁早离
婚。"这时候，作为治疗者，会看到"正因为这样什么都相反
的结合，才会产生了不起的结果"这样的叙事。

是不是把自己看到的"叙事"说给当事人听呢？这确
实是个难题。笔者是这样处理的，如果当事人还有意愿继续
下去的话，一般来讲暂时就不明说了。因为事情是在笔者的
"叙事"和当事人的"叙事"碰撞的过程中展开的，与其早早
说些预言性的话，还不如静静等待事态的自然发展。

如果当事人只盯着自己"叙事"的阴暗的、令人厌恶的
一面，非常自责或者自我厌弃，那么暗示一下事情还可能用
不同的视角，试着讲述一下，也是可以的。这时候不能用知
识型的语言，要找出当事人能够接纳的表达方式。日语中有
一个很好的词："进入肺腑"，确实，**我们要探索能够进入对
方肺腑的表现内容**。

对方讲述的"叙事"已经脱离了现实，成为"妄想"或是

"幻觉"时,我们要判断这种"叙事"在对方讲述的生活史中是否必要的、是否能够得到一定程度认可。当话题发展到必须靠这样的"叙事"来支撑的心灵以外的领域时,我们须判断当事人对外界的把握是否确切。或者对外界的把握还是妥当的,但是话题只要一涉及某个特定的事情时就会妄想。如果妄想的内容在能够广义地认可的范围内,那么可以跟当事人说:"你讲的事情非常重要,今后我们两人慢慢地好好讨论、思考。但是,千万不要到别处说。"当事人能够遵守这一点,一般我会向当事人推荐不进行医学治疗,单纯进行心理治疗。当然,保险起见,也要好好听听医生的意见。

"初次梦(initial dream)"这种现象能够让我们如实地感觉到"叙事"的发生。有关这个话题我在别的地方已经详细讨论过,这里不再细述。简单地说,就是指开始心理治疗以后,最初拿来面谈的梦,或者从关系成立的意义来说,也可能是面谈了数次以后的梦。有时候从这梦中真能看穿了未来整个心理治疗的过程,有些当时还无法领会或者搞不明白,治疗过程发展下去,会觉得:还真是这么回事儿。**实际上从一开始,当事人的心中已经存在着将来会展开的"叙事"**。

与初次梦相似的有游戏疗法中的初次游戏、箱庭疗法的初次作品等,只是在箱庭疗法中,这种现象比较少见。就算不是初次梦,有些梦一生都难忘记,有些梦重复多次。把这些梦当作当事人的人生叙事来看,都有很多可以领悟的内容。当事人对这些梦的讲述可以成为我们做鉴别时的参考。

4. 当事人和家庭成员

前边也提到过,在日本,家族的一体性非常强。与一个当事人会面,就不可能不理会他家里其他人的状况。接受了一个当事人后,一定要好好考虑如何跟他的家里人相处。

首先,我们来考虑一下这种情况 :最初本人不愿意来,来的是他的家长或者配偶。有些人嘴上说着“我绝对不会去的”,但内心可能一直在犹豫 :会不会被贴上精神病的标签? 会不会被指责为懒惰? 心中藏着不安和恐怖,但又在期待 :说不定有人能理解我呢? 说不定能救我呢? 这样矛盾的心情掺杂在一起,实在难以忍受,于是就表现出更强烈的逆反。我们如果能够理解当事人的这种心情,把自己的意思传达给当事人 :不管怎么说,先见一次面,看看情况再说。这时候,尊重当事人的自主性,明确表示“来了,如果觉得不好,可以马上回去”、“一次也不来的话,连治疗者是什么样的人也不知道”。通常,这样可以得到当事人的认可,随后面谈能够持续下去。

有一个高龄的女性诉说 :自己家里有一个如何如何坏的媳妇,我会把媳妇带来的,你帮我把她教育成一个好媳妇。笔者说 :“很遗憾,心理治疗没办法把坏媳妇变成好媳妇。因为有个坏媳妇而伤脑筋的人,愿意思考今后的人生的话,我们倒是能帮上忙。”我这么说,主要是因为感觉到当事人想借“坏媳妇”这个契机重新审视自己的人生,而且具备这样的能力，才能明确地把焦点放在这件事上。后来，随着当事人渐渐地改变自己的生活方式，"坏媳妇"看上去也没有原来那么坏了。

作为家庭，其中的成员整体有其动态构成，"只有某一个很坏"这种事情可以说根本不存在。家里的一个人成为替罪羊，其他的人安然生活，这样的情况不少见。看上去好像就这一个人坏，但问题是整个家庭的问题。有些甚至可以说是作为整个家族的课题，持续了几代传下来的。特别是一些边缘性症状的人，很多都能让人感觉到问题至少积蓄了三代。

家庭整体存在着问题，这时候到底应该怎么办？有考虑家庭整体的家庭治疗，考虑家庭的系统，思考如何改变。不过，笔者只做个人治疗，一般不采取家庭治疗，但会一直关注整个家庭的状态。只是不直接去插手这个系统，而把注意力放在个人发展的可能性上，通过个人的变化带动全体变化。这也说不上孰优孰劣，只看治疗者个人的爱好和擅长吧。做家庭治疗的，也会把注意力多放在某一个人身上，做个人治疗的，需要的时候也会跟家里人见面。不管怎么说，都需要治疗者具备两方面的视角，但治疗者还是要根据自己的擅长来找到切入点。

如果问题是家庭全体的，那么心理治疗师究竟该把哪一个人作为当事人呢？首先考虑有症状的人。一家人或多或少都有些症状时，要尽可能选择有明确症状的人。只能说，命运决定了这样的人应该走心理治疗的道路。也就是说，并不是在这个家庭里选"最坏的人",而是选择最有可能性的人。明确的症状就是可能性的信号。

当然,这也有例外。根据本人的意愿或者动机,也会选择根本没有表现出症状的人。比如说,孩子有神经症,但选择父亲或是母亲作为当事人获得成功的例子也有。而且这种情况下,开始心理治疗以后,原来没有症状的当事人开始呈现出神经症症状的情况也不少。有些人体验了这些以后,发出感慨:总算明白孩子的苦楚了。

即使只与某一个人会面,家里其他人开始显现出症状、惹出乱子的事情也不少。草率地把两个人都接下来,这两个人开始争夺治疗者,局面会变得非常困难。因此,原则上不应该接受同一个家庭的两个人。这时候会犹豫:是否应该把另一个人介绍给其他的治疗者。在这里我说一个一般的观点:除非需要药物治疗,如果不是两个治疗者可以非常紧密配合的,不宜采取这种方式。要说理由,那就是说,在一个家庭里,如果带进了两种不同的观点,反倒更容易引起混乱。

按心理治疗的方式跟个人会面时,必要时也需要跟家里人见面。家里人在和当事人共同走着一段路程时,同样会苦恼和痛苦。治疗者与家里人见面,与其说是把视角放在深层,不如说主要是为了表达对这种痛苦的理解和支持,或者暗示一些应该采取的适当的行动。如果治疗者跟当事人同一化,跟着当事人一起指责父母的教育方法不好,可能就会破坏心理治疗的进程。

　　治疗者专心地听着当事人指责、非难父母，有时候当事人回到家里会跟父母说："先生都说是你们不好。"这时候，来找治疗者发火的父母反倒比较好应对。一般来说，发火的人至少还比较有活力和行动力。倒是听着别人滔滔不绝地讲上二三十分钟，来上一句"这么说，我也有应该反省的地方"的人比较多。无论如何，心理治疗的过程总伴随着"死和再生"的模式，发生争端、对决都是正常的。把家庭内部的争端、攻击的矛头转向治疗者的时候，充分理解它的"意义"，稳住自己，不要畏缩，随后自然就会出现问题解决的场面。

　　即使我们只跟家里的一个人会面，但上边所说的各种各样的契机都会造成和家庭成员见面、开始家庭治疗的机会。特别困难的事例，这可能是无法避免的。治疗者需要时刻留意什么时候应该抓住什么样的契机。

　　有时候，把家里的某一个人当作当事人，长年面谈下来其症状没有变化。但这期间，家里人的症状倒是一个跟着一个消失。治疗者的内心不由得描绘出这样一个"叙事"：发誓帮助所有别的人都成佛以后，自己再成佛的菩萨。

　　有的时候父母会打来电话：当事人突然变得很奇怪啦、最近情况很严重实在受不了啦，等等。如果从治疗者的感觉来看无法认同这种看法，那么，很有可能是父母想见治疗者，但又无法直接说出口，在制造见面的机会。要考虑好家长想见面这件事与治疗流程究竟是一种什么关系，再去见家长比较好。只要是对方在给我们机会，都应该好好地利用。

有些家长因为孩子的事情来面谈，最初的姿态是在商量"孩子"的问题，渐渐地，感觉到也需要好好考虑自身的问题。有些当事人会明确地说"从现在开始作为自己的问题……"。不这么明说的人，治疗者应该发话，明确地调整其姿态。即使家长本身的问题更严重，最初也可以从孩子的问题入手，避免一些不必要的戒备心理。治疗进行了一段时间后再去改变家长的姿态，有时这样还能使事情发展得更顺利。

有些人会对自己的"家谱"发生很浓厚的兴趣。为了做调查，去访问很多跟自己有血缘或姻缘的亲戚。调查的过程中，问题也渐渐地消失了。这是因为"家谱"在确立自身的人格时，作为一种意象起了强大的作用。跟平时不大联系的亲戚见面，对自己的家庭、家族有了新的认识，这些都和确立本人的人格发生了有机的联系。

相对于欧美国家，在日本，事物大多以母子关系为强力的轴线在活动。为了强调这一点，笔者曾经称日本的社会为"母性社会"③。但现代，与欧美文化的接触越来越密切，日本的家庭关系也在发生变化，为了适应这种变化的努力产生了各种各样的问题。要说是怎么回事儿，可以解释成：这些出问题的家庭实际上是与日本家庭变化作战的排头兵，正是他们在体验这种变化。治疗者也有必要从这种文化的视角来看问题。这一点，我们前一章就讨论过。

　　我们国家的文化母性比较强，所以要明白，作为补充，在面对家庭问题的时候，对治疗者（无论男女）的父性要求就比较高。治疗者的父性的态度往往成了将要崩溃的家庭的支撑。

参考文献

① 土居健郎，《方法としての面接》，医学書院，1977年。

② 坂部恵，《かたり》，弘文堂，1990年。

③ 河合隼雄，《母性社会日本の病理》，中央公論社，1976年。

第九章

心理治疗的诸问题

心理治疗过程中不得不思考的问题实在很多。前一章我们谈到了"叙事"的发生,进展顺利的时候,就像是读一个出色的故事。跟当事人会面的过程,反倒使治疗者自己的心灵得到了治疗。

　　也有的时候,当事人在跟治疗者见面的过程中越来越痛苦,而治疗者看得到前面的光明反倒能够放下心来。但是如果情况更加复杂、更加困难,连治疗者自己也像是在黑暗中行走,实在受不了的时候也是有的。没有一个清晰的航海图,可靠的只有自己的信念:只能按照这个方向走,否则不能得救。这时候,哪怕能有一点点帮助看清楚方向的头绪,都要很好地利用。下边我们会列举一些在心理治疗过程中寻找前进方向时能够成为标识的东西。

1. 症状的变化

　　我们在这里用了"症状"这个词，实际上，当事人的问题，并不局限于症状。表现出神经症的症状，这就是一个明显的标识，这样有利于一定程度了解自己的问题。或者，想着把症状治好，也可以成为把艰难的心理治疗的路坚持走下去的动机。

　　因为有某种症状来访，就其症状开始讲述时，还仅仅是一个起步。随后，在治疗者开始思考当事人的心理课题时，每次的话题会就此展开。一边回想起过去的事情，一边找出解决问题的方法。终于完成一项任务的同时，症状也完全消失了。症状的消失印证已经完成了交给自己的任务，实在是让人心情愉快的事情。

　　上边说的只是症状比较轻的场合。碰到困难的事例就不这么简单了。谈论症状的话说完了，当治疗者倾心去听当事人慢慢道来一些内心的事情时，话题又会回到表面症状。反复地诉说："如果没有这烦人的症状就好了"，"能不能找个什么好办法让这症状消失啊"，等等。这是因为面对心灵的课题实在太痛苦，时不时地把话题拉回表面"症状"，也就是把表面"症状"当作一个休息场所。这时候，治疗者也可以合着当事人的节拍适当地休息休息。根据当事人利用"休息场所"的频度也可以了解到本人的心理课题的难度以及自我的强度。有的时候，"丑陋恐怖症"的人会说："空谈没有用，你还是给我介绍整形外科医生吧。"把这话翻译一下，就是说："我实在太痛苦了，你到底明白不明白。"这时候，简单冒失地去解释你的症状"是心因性的"，不如好好想想自己是否真的理解了当事人的痛苦，然后决定如何应答。

心理治疗师不可能通过药物、手术来减轻当事人的痛苦。**我们的武器是"共情"，是"知道痛苦的意义"**。没有很好地做到这些的话，当事人就会开始感到某种不满。但多数情况下并不直接明白这一点，或者无法准确地用语言表现出来，只好作为一种症状来诉说。因此，关于症状的诉说，包含了当事人各种各样的心思在里边。

治疗社交恐怖症的时候，进展比较顺利，好了很多。偏偏这种情况下，当事人一进来就说"这一周状况实在不好，一步也没有走出家门"。治疗者不引起注意，心里对此不以为然，含含糊糊回答两句，状态就会越来越坏。这就是因为治疗者觉得很顺利了，不知不觉间懈怠了与患者痛苦的共鸣。越是顺利的时候，越是应该想到当事人为此相应地付出了艰苦的努力，痛苦可能更强烈。当事人为了恢复和治疗者之间的关系，才又开始诉说症状的恶化。这时候千万不要以为进展得这么顺利怎么会又变坏呢？把焦点放在当事人的痛苦上，很快就能走出这个困境。

治疗者不是医生，而当事人总在诉说身体上的痛苦呀、一些不可思议的身体症状呀，有时候真让人觉得当事人其实就想说："我的痛苦，先生也拿它没什么办法吧。"即使给他介绍医生,也不大愿意去,还是继续地诉说下去。还有的时候,非常不可思议,到了医生那里,医生说需要做手术啦、不住院不行啦,周围的人惊慌失措、围着他乱作一团的时候,本人又没事了,什么都好了。这也能看出来,很多问题都要看周围的人到底对当事人花了多少心思。

各种各样的症状,对当事人来说是非常痛苦的,但反过来,它也起着保护当事人的"自我"的作用。所以,治疗者不能光急着去消除症状。曾看到过有急于将同性恋改变为异性恋,而引出很强烈的精神症状的案例。同性恋有各种各样的情况,不可草率行事。同样,强迫症也需要予以特别的注意,缓慢地进行治疗可能比较妥当。症状以及当事人的主诉绝不能忘记,但要避免把这些作为中心,避免急于求成的心态。

经常会在治疗过程中看到神经症患者出现了边缘性精神病症状,或者边缘性精神病症状转化为精神病的症状。这时候不要急于下"诊断"结论:这是精神分裂症啦,这是边缘性精神病症状啦,等等。在心理治疗的过程中,可以说出现这种症状变化是很正常的。这时候治疗者慌慌张张、失去信心,反倒把问题搞复杂了。或者,治疗者不是医生,把当事人介绍给精神科医生时要特别注意方式方法。不注意的话,会让当事人觉得自己被治疗者抛弃了。所以,感觉到症状恶化,更要镇静下来,做好持久战的心理准备。症状变化的机理大部分还处于未知状态,这也是今后研究的重要课题。只是这种研究需要很多不同角色的人配合,组织性的研究会比较困难。这里谈一些笔者根据自己的经验得出的想法。

首先,可以说人的心理症状和身体症状比起我们现在已经认识到的有着更密切的联系。单纯身体的疾病,比如说感冒,事后回想一下,经常发生在我们"想休息一下"或者"想放慢节奏不要老是这么紧张"的时候。有些长期的疾病,也会发生在对本人的整个人生非常有意义的时期。只是这时候,万不可用单纯的"因果律"来表现:"因为需要休息,所以感冒了"之类的。这种说法虽然比较容易理解,但千万别把这当成物理学定律一样看待。

身心关系的特征就在于它不可用因果关系来把握。很多情况下用共时性的看法可能更合适一些。今后,研究发展了没准儿能找出荷尔蒙的平衡等因果性的说明。但目前比起去找孤立的个别现象的因果关系、找出操作方法,还不如尽可能地观察全局、努力把握各种现象的"意义"。

做心理治疗而出现转机的时候,经常会发生身体上的疾病。受身体状况的限制没办法继续做心理治疗,刚好可以有一段离开治疗者"自己思考"的时期或者说"休息"一段时间,反倒有效果。这时候,并没有一个通用的定律:这样的症状一定会得这样的病。有的时候我们跟当事人明确地说明生病的意义,有防止引发衍生问题的好处。也有的时候什么也不说,全凭当事人自己去思考,对将来的自立更为理想。笔者在现场,一般不去多说,而是尽最大的可能配合当事人的生活方式。

因为孩子的问题，跟孩子及孩子父母见面的过程中，正巧亲子关系开始改善的时候，孩子生病了。这给了父母一个跟孩子肌肤亲近的机会——摸摸孩子的额头：烧退了没有啊？帮孩子擦擦身什么的，对恢复亲子关系很有帮助。看情况，我有时会把这些告诉家长，有意识地多跟孩子亲近，也有收到很好的效果的情况。

今后，身心症会越来越多，这个问题实际上有很多困难的方面。我们最希望看到的是：把身心症作为身体的疾病来治疗，然后就治好了。因为是身心症所以就采用心理的手法，如果我们考虑的"心理的"方面过于肤浅，虽不能说没有任何意义，但是跟身心症应该没多大关系。就算这样，我们也不能草率地就对患者的心理深层做工作。因为这件事情非常困难，如果跟身心症"等价"的心理症状表现出来的话，那基本上可以说其严重程度与精神病的水准相同。有克服重重困难得到痊愈的事例，但真不是说说那么容易的。

也有通过长期的梦的分析，在梦中经历了猛烈的体验后身心症痊愈的例子。但就像我们刚才说的，不去做这些，作为身体的疾病痊愈的例子是有的。所以，不管怎么说，作为治疗者不要去勉强做什么，特别是不要从自己这一方主动地开始去做一些心理性的事情。或许，沿着当事人的人生的走向，会有各种不同的路径。而当事人想走心理的道路时，我们不妨遵从他的意愿，但真的需要相当的心理准备。

　　在解决家庭整体的问题的过程中,就像体育比赛时替换出场的主力队员一样,症状在家庭成员之间变迁的情况也很常见。面对这种状况,是继续把最初的人作为当事人面谈下去呢,还是换成新出现症状的人呢? 这时候千万要谨慎。我们面谈的目的不是为了把"坏人"变成好人,适合跟我们结成同盟共同去解决心理课题的人,才是我们作为当事人应该继续面谈下去的对象,这么想应该没错。

2. 移情和反移情

心理治疗中治疗者和当事人的关系的重要性我们已经强调了很多遍。这个问题，是在深层心理学中，基于治疗者和当事人之间的移情和反移情的概念来理解的。下边我们沿着这条线来讨论一下。

弗洛伊德最初跟布洛伊尔共同尝试歇斯底里症的心理治疗时，发现患者有时会对治疗者抱有强烈的恋爱情感。在对这种现象感到吃惊的同时，弗洛伊德认为这是因为患者把自己幼儿期的思考和感情转移到了治疗者身上，并且认为通过分析这种移情（transference）可以达到治疗的目的。但是，后来又发现治疗者对当事人也有可能发生这种移情，称其为反移情。因为产生反移情会造成移情分析的混乱，不是一个希望发生的事情。为了防止这种状况，治疗者本身必须接受教育分析。

最初是荣格向弗洛伊德推荐教育分析的必要性。但他又指出，通过教育分析也不可能把治疗者彻底分析透，而且从承认无意识的创造性的立场来看，还不如说反移情在治疗上有其积极意义。日后，弗洛伊德也认可了反移情的治疗意义。移情和反移情问题，可以扩展为治疗者和当事人的人与人的关系问题，从正反两个方面都需要考虑。

就算我们谈论反移情的治疗意义，也不是治疗者把对当事人的感情简单地展示出来就行。我们不能忘记这个事实：

指出反移情治疗意义的荣格，首先还是倡导了教育分析的必
要性。这里，把反移情分为两部分，一部分是妨碍治疗的反
移情，另一部分是对治疗有意义的反移情。弗洛伊德派和荣
格派都赞同这种分法。两个学派有不同的名称，但基本想法
是一致的。就是说，出自治疗者本人的神经症性情结的反移
情是妨碍治疗的，而出自原本感情的则对治疗有积极意义。
这样的区分在现实当中并不是那么清晰，作为一个参考还是
有用的。

在实际治疗的场合，不管怎么说，对话在绵绵不断地持
续下去，情感也自然地在流动，不可能每时每刻都去检查自
己的情感。很怪异地去查对一下自己的情感，反倒破坏了事
情原本的流向。就像体育比赛一样，为了让忘我的状态下做
的事情能够符合规范，需要通过实战的训练。这样，就需要
我们最后一章会提到的督导（supervisor）。总之，通过不断
重复的修炼，自己的自然情感可以变成有效的反移情。为了
做到这一点，与当事人面谈结束后，养成习惯一边做记录一
边思考，而且记录要尽可能地详细。写记录的过程就能意识
到各种各样需要反省的地方，把这些反省点和自己的情感都
记录下来是件好事情。

在与当事人面谈时，脑子里需要顾及很多事情，情感一
般无法自然活动。但是，近来笔者在面谈的时候喜怒哀乐好
像很容易自然地流露出来，我也把这个作为一个自然现象予
以认可。每个人都不太一样，笔者向来不太善于表达愤怒，但

最近好像也能够把愤怒用愤怒的形式表现出来了。

有一个年轻的男性当事人,谈自己孩提时代的痛苦经历。说到自己的父亲,简直就是残酷。这是流着泪的痛诉。但当时听着诉说的治疗者在情绪上跟不上当事人的步调,说着说着,当事人爆发出来:我跟你说这么痛苦的事情,你居然可以一滴眼泪也不流,满不在乎地坐在那儿,真不像话!笔者这时候来了一段很薄情的应答:你嫌我不流泪也没用。眼泪又不是想流就能流出来的东西,流不出来只好流不出来了,有什么办法? 当事人觉得你这根本不算是回答,更加强烈地愤怒起来。就这样怒火和眼泪持续了一阵子,稍微平静下来一点儿的时候,想不到当事人突然说:"先生,我能像今天这样对男性的长辈发火,还真是第一次。"这时候,笔者感到了情感的流动,意识到无意中扮演了当事人冷酷的父亲的角色。当然,对于这个当事人来说,对治疗者发怒,效果等同于向自己的父亲发泄愤怒,成为治疗进一步深入的切入点。

考虑反移情的时候,不仅仅是正面的情感,像这样负面的情感同样有其意义。用戏剧来作比喻,就像是很出色地演绎了一个主人公的敌对角色。因此,治疗者也没有必要过分地压抑自己的负面情感。

刚才的例子所示的情感是"激烈的",并不是"深刻的"。在产生了很深刻的移情时,即使没有这样激烈的对话,也会在更加内心的层面体验并意识到其发生。我们考虑移情和反移情时,一般会想到父子、母子、恋人、朋友这样的关系，但也没必要拘泥于此。形象地来表达的话，就是说当事人和治疗者不是横向联系的，而是两者在向各自的深层进展的过程中联系在一起。

像上边的例子所显示的那样，再拿戏剧来作比较的话，治疗者并不是作为演员登场的，它的作用更应该像是提供一个舞台，或者有的时候起着导演的作用。但要认清的是，写剧本的既不是治疗者也不是当事人。剧情的发展只能听凭从无意识的世界发生的可能性的安排。从共有这个可能性的意义上来说，可以说移情也罢、反移情也罢都是一样的。只是治疗者可能会比当事人更早、更明确地认识到。因此，舞台的导演一般是由治疗者来担任的，但也有调换角色的状况。心理治疗的特征也表现为时刻隐藏着逆转的可能性，同时治疗过程在持续下去。对这样的可能性永远开放心怀，并且能够更早地认清事态，在这个意义上治疗者和当事人是不同的。

我们还要在一定程度上分清楚当事人的移情是个人的还是集体的（collective）。比如说，需要判断是对作为个人的母亲的感情，还是对一切母性的原始意象的移情。原始意象超越了个人的范围，如果意识不到这一点，会一味地去迎合当事人，引起反移情走向败局。更重要的是：目前，母性原型对于治疗者本人以什么样的意义在起作用？对这一点要尽可能地意识化。比起直接对当事人做这个做那个，更重要的是自己跟自己的无意识较量。这时候，会做跟当事人有关系的梦,对此要特别地给予关注。治疗者努力完成自身的任务,与此平行,当事人也会解除与治疗者的联系,自立地去解决自身的课题。

前边说的这些事情发生时,外观上其实看不出明显的情感变动,"安静"不等于没有移情,"安静"说明了移情的"深度"。当然在梦里会有各种"激烈"的体验,这是内心世界的象征性的体验。

另外,还会在周围帮助的人之间发生神经症性的反移情。比如说,在中学里,心理咨询的老师抱怨班主任太严厉,班主任嫌心理咨询的老师就知道惯着孩子。为了调节两人的关系插进来的教导主任,又被卷进两人的矛盾之中,搞成了鼎立状态互相攻击。这种情况经常发生。在其他职业种类范围也会发生,比如说心理治疗师和医生、护士,家庭法院[1]的调查官和学校老师之间,等等。

笔者经常充当这些"纠纷"的仲裁者。我一直提的建议就是:大家互相面对面吵架之前,能不能一起来重新审视一下当事人的问题。这样做,一般都能够对当事人的困境有更深刻的理解。其实,话说回来,周围人的骚动,正相应地反映了当事人的痛苦。这样,全员对当事人的理解能够深化,互相的神经性逆向转移的情感也会弱化。

周围因为反移情产生的纠结,与当事人本身问题的严重

---

1 日本的一种初级法院,主要调解家庭内部事件和青少年事件。

程度及当事人自我的软弱程度成正比。而且,当事人是无意识做出引发这类麻烦事情的行为。比如说,跑到甲那里说乙的坏话,然后又跑到乙那里说甲的坏话。当我们注意到这一点时,在抱怨当事人撒谎、被当事人骗了之前,首先应该考虑的是我们确实把握了当事人的真正问题没有。

3. 解释和洞察

"洞察"真是个很有魅力的词。当事人对自己、对自己所处的状况，突然某一天发现了以前从来没有注意到的事情。因此，对前方有了新的展望，状况得到改善。得到这样的洞察，在心理治疗中是非常重要的，治疗者也必须帮助当事人做到这一点。这时候，为了帮助当事人，治疗者要给出恰当的"解释"。这一点听上去比较容易理解，而且也有很多例子提示给大家，不过我们还是有必要重新审视一下这个问题。

首先，这么做的话，以治疗者为中心的"叙事"的性质太强，如果认为当事人应该按照治疗者"宣告"的解释来洞察的话，可以回忆一下我们在第八章里有关"讲述"和"宣告"的区别。这时候，治疗者毫无疑问是把自己放在了上下关系的上位来考虑问题。本来，要回到"讲述"的原点，"解释"也应该是"讲述"，而不能成为"宣告"。如果发生了"洞察"，这个"洞察"不应该是治疗者授予的，应该在治疗者和当事人共同创造的叙事中诞生出来。

在思考"解释"的时候，想起了大江健三郎关于作家和读者的关系的一些话："创造小说的行为和读小说的行为不应该是授予者和接受者的关系。这两种行为作为人类的行为来说应该是朝着同一个方向的。写的人和读的人不应该显示出一种以小说为中心而相对的构造"[1]，或者"读小说实

际上是贴着写小说的人的精神和肉体向着同一个方向行进
的行为"。

我们在治疗者和当事人之间应该也可以说同样的话。
面对当事人提示的"作品",治疗者的发言应该是"贴着其精
神和肉体向着同一个方向行进的行为",这才是理想的"解
释"吧?实际上,已经重复说过,在治疗者和当事人之间也会
出现逆转现象。如果作为"向着同一个方向行进的行为"来
看的话,即使出现逆转,就不产生哪一方向哪一方"宣告"或
是"给予"的关系。

作为这种意象,考虑两人同行向前,比起洞察到什么突
然有所领悟,还是保持两人共同向前更加重要。我自己接受
过长时期的教育分析,并且随后从事过多年的心理治疗,比
起一拍大腿:"终于明白了,原来是这么回事儿",现实中更
多的是:一步一步走下去,继续坚持一步一步走下去,事态一
点一点地在变化。后一种感受要强烈得多。

如果用不断地走下去这个形象来看"洞察"这件事情
的话,比如说,突然发现"到京都了",确实可以得到"这里
是京都"的认识,只不过,这时候对京都本身还没有任何了
解。为了了解京都,必须坚持不停地到处走走看看。经过
相当长的时期,终于可以说:我对京都有了一定的认识了,
仍然不能说:我对京都已经了解透彻了。而且不可能永远
留在京都,为了下一个目标不得不出发。用这种形象来考
虑"洞察"是一个好办法,但不要想着我得一下子就把"京

都"彻底搞明白。

这么想的话,就不大会被当事人的洞察性的语言所迷惑。当事人说出了"洞察"性的话,不要一下子就彻底放心了:他终于明白了。其实,真正的明白还是需要相应的辛苦作代价的。在当事人痛苦的时候,治疗者放下心来,只会带来不好的结果。

下边我们来谈一谈梦的分析、箱庭疗法、绘画疗法中的"解释"问题。一般大家认为,在讲述梦境、做箱庭时,治疗者听了或看了以后会对其作出解释。其实,我们前边已经说过,治疗者是不做这种事的。毫无争议,这时候最重要的是治疗者对事态的进展抱着开放的态度,是治疗者和当事人之间的深厚的关系。因此,像箱庭疗法什么的,进程顺利的时候,不希望治疗者去多说什么。就算是表达自己的感情,也不能说些带有"解释"意味的话。

"解释"实际上就是给解释的对象赋予意义。比如说,一个人讲"在梦中被狮子追",但又不知道是什么意思。治疗者去解释:这个狮子不就是你的父亲吗? 当事人一听,想想自己跟父亲的关系,不错,挺有道理。这样就变成了给这个梦"赋予意义"。但是,我们再来考虑一下这个梦的意义,它是从无意识的领域发送出来的信号,不仅对于"自我—意识"来说有意义,对于无意识来说同样具有意义。如果我们在认识到它对于意识的意义后,就觉得很有道理、万事大吉,这是非常危险的,也是非常可惜的。如果觉得"对无意识的意义"很好笑的话,那我们换一种说法:不仅对现在的自我,对将来的自我的发展的可能性同样有意义。不把这种意义放在一个封闭的领域里,而是作为开放领域方向上的意义来接受它。

这话再说白了就是:"只要明白了,一切也就了结了。"把一个孩子当作"已经贴上标签的坏孩子"而觉得啥都明白了的人,该怎么对待这个孩子,就变成一个不需要思考的问题了。当然,既然大家都说他是坏孩子,那么肯定有它的道理。但是,如果把视角放在:这孩子将来会长成什么样呢?那就是一个谁都不明白的事情。如果我们抱着孩子还有很多可能性的态度去见他的话,孩子也可能就会慢慢地变化。梦中的意象也一样,在我们解释了"狮子就是父亲"的那一刻,就失去了某种重要的东西。

但是,我们这个也不知道,那个也不明白的话,也是毫无意义的。这时候,治疗者应该做的是:**明白事情的意义,但不是单纯地把解释交给当事人,而是深化其意义,向着它的方向前进**。如果把这称为"解释"的话,那么就这么称呼它也行。箱庭疗法中,比较幸运的是,做箱庭的本人能感觉到相应的意义,或者途中做一些改变(这意味着在其中加进了自己的解释),所以并不需要治疗者做太多语言化的工作。但梦就不太一样,比起箱庭,意识的干预比较少,不在一定程度的语言化的基础上进行下去的话,慢慢地会完全搞不懂是怎么回事儿了。

　　这里，我们再回忆一下第八章所讲的"叙事"。我们的人生是一个长长的"叙事"，或者思路再扩展一下，考虑一下人类这个"叙事"。作为一部分，又有了"心理治疗"这个叙事，而它的一部分，一个梦也具有叙事的特性而存在。我们如何读这些叙事就是一种"解释"，而把它放在更广义的系统中来看，就成为"洞察"。这跟把一些词语或印象置换成某个时候曾记住的某个外语单词完全不一样。

　　笔者有的时候会被误解，认为我很反对语言化。其实不是这样。我认为应该尽可能地将治疗过程中发生的事情语言化，而且也一直是努力这么做的。只是受不了有些人对照着自己知道的一些理论什么的，玩些找对子的游戏，然后摆出一副什么都明白了的面孔。

4. 恶作剧精灵

　　心理治疗从文化人类学那里实在是学到了不少。笔者在苏黎世荣格研究所时,为了取得资格的前期考试科目中就有文化人类学。听讲中,学习非近代社会的文化对了解现代人的深层心理起了很重要的作用。

　　除了我们已经讨论过的加入仪式,还有一个重要内容也是从文化人类学那里学到的。这就是"恶作剧精灵"[1]。有关恶作剧精灵的论述,日本有山口昌男的研究已详尽其意,从他的丑角论中我们可以得到很多启示。关于这些已经有一些研究结果[2]发表,但恶作剧精灵确实非常重要,我们就再多说两句。因为在心理治疗的本质"破坏—再建设"的过程中,恶作剧精灵总是大显身手。

　　在心理治疗的现场,有的时候当事人作为一个恶作剧精灵登场,有的时候治疗者又变成了恶作剧精灵,有的时候在两者的无意识领域恶作剧精灵开始活动,还有的时候治疗过程中恶作剧精灵很意外地插一脚进来。就这样,恶作剧精灵以各种各样的形式显示着它的本事。

　　恶作剧精灵本来是神话、故事中的活跃分子,自由自在地变化、神出鬼没,谁也不能预测它会干出些什么出格的事儿。最差劲的情况只是单纯地调皮捣蛋,干的坏事一露馅儿,

---

　　1　丑角之一,文化人类学概念。神话中出现的无视道德、担任搅乱秩序的恶作剧角色的人物或动物。

就给人杀了。但正由于恶作剧精灵的意想不到的行为，使得一个人跟以前绝对无缘的事情发生了关系，或者可以看到事情的真相。确实，它是旧秩序的破坏者，但如果跟建设新秩序联系到一起，它又容易被人们捧为"英雄"，就像荣格说的甚至被视为"近似于救世主的形像"③。

　　首先我们来考察一下作为当事人的恶作剧精灵。在学校、家庭很让人头疼的孩子，很多都是那种要破坏周围旧体制的恶作剧精灵。所以，心理治疗师不会去想办法把这样"让人头疼的孩子"变成"好孩子"。做得到的话，当然期望这个恶作剧精灵不仅能够破坏旧的体制，还能够共同朝着建设新体制的方向前进。要做到这一点，就要求不仅是本人，还包括周围的人都具有足够的韧性，能够把破坏转变成建设。周围的人不够坚强的话，会恐惧恶作剧精灵的破坏性，一心只想着怎么去扼杀它。从这个意义上来说，心理治疗师在恶作剧精灵转变为英雄的道路上，与其共同前进。

　　希腊神话中具有代表性的恶作剧精灵是赫尔墨斯，一个经常出没于边缘地带的神。正印证了这种说法，"边缘人格"的人简直个个就是恶作剧精灵。心理治疗师被那些巧妙的圈套捉弄得疲惫不堪。边缘人格的人像是被恶作剧精灵附体一样，无意识地在行动，而精灵则巧妙到极致，轻松地诱发治疗者剧烈的愤怒。治疗者和当事人的关系就这么一直暴露在遭破坏的危险中，所以治疗者一定要有足够的定力，**不要忘了这样的破坏也有带来建设性成果的可能**。

　　恶作剧精灵在无意识领域里活动时，治疗者和当事人的错觉、忘却、口误什么的都有可能成为机缘，引发一些不可思议的事情。绝不能说的事情不当心说出口了、电话进来的时候搞错人就开始回答、约好的事情搞错掉，这些事情都有可能引起失败。但不能单纯地懊丧一下就算完了。如果借此机会能深入地想想内心的恶作剧精灵的目的究竟是什么，就有可能转祸为福。困难的事例不可能一蹴而就，遇到危险并不奇怪，应该想到这些都是常见的状况。

　　山口昌男给我们解释了西方中世纪恶作剧精灵活跃的最高场所——狂欢节的特性④。从那里，我们看到了一个令人深思的现象：狂欢节的场面发生在很多很多人集聚的"市场"这样一个完全开放的空间，而现代的"治疗室"是一个密闭的空间，但这两者实在是有着非常相似的特征。按山口的说法："跟官方固定形式的、威严的、高压的世界完全不同，中世纪的狂欢节的原始形式可以让我们感触到真正自由的、流动的世界。"这里，他分析了市场的象征性，认为这是一个"开放"的市场，可以让人们"自由地接触"，无论谁都是平等、对等的，人和物的"流动性"是能够得到承认的。人们在这种场合体验到放弃所有物、获得所有物等"改观"，唤醒了"非日常性的"意象。

　　这里展示的"市场"具有的象征性与现在心理治疗的房间的特性完全一致。首先，虽然这是一个"密室"，或者应该说正因为是"密室"，不管是治疗者还是当事人才能够共同地处于一个对"无意识"完全"开放"的空间。在这个开放的空间里，居住在无意识世界的人们，甚至动物们才能够"自由地""平等地"接触。"非日常"的世界里，治疗者、当事人都可以感觉到内心的"流动的"东西，并且体验"自由交换"带来的"改观"。正因为在这样的场合，恶作剧精灵才能够自由自在地大显身手。当然，为了确实能够得到这样一个充满危险的空间，只能做一个"密室"，这种自相矛盾也是现代的一个特征吧。过去，同样的事情是在市场这样开放的空间实施的。现在，跟另一个人一起进入一间密闭的房间那一刻起，就应该意识到我们实际上已经开始跟很多人接触了。

当事人突然说起决心要离家出走时，有的时候很自信："我一定能得到先生的赞同"，甚至更极端的会说："就像先生以前告诉我的那样。"这时候，别急着去辩明：跟事实完全相反。在这之前，更应该把握无意识领域里恶作剧精灵处于活跃状态的现实。当然也不是说就要对这个现实持肯定态度，否则老是被恶作剧精灵牵着鼻子走，只能是破坏接着破坏，无法走向新的建设。

在某种意义上，所有创造性活动都是对边界的挑战。从这个意义上来说，恶作剧精灵与创造性有着深厚的关系。富有创造性的人应该时刻留意，不能错过与恶作剧精灵原型的接触而失去了可贵的创造性。但也绝不能被恶作剧精灵绑架，否则只能是一个单纯的"招人讨厌的人"，只能是一个破坏者。

5. 无意识行为表现

有些人开始从事心理治疗的初衷是单纯地想帮助正在苦恼的人，虽然刚开始还不一定想到要通过心理治疗来帮助他人的自性实现。但有人以这样的心态开始从事心理治疗，又很快地放弃，其中一个重要的原因在于当事人的无意识行为表现（acting out）。当事人把在内部需要完成的事情作为外部行为表现出来，就称为无意识行为表现。带着单纯美好的愿望开始这项工作，会受到当事人极具破坏性的无意识行为表现的伤害，从此完全丧失进行心理治疗的信心。

直截了当地说，在心理治疗的底层的暗流中，一直存在着"死和再生"。如果把这种无意识作为行为表现出来的话，那就是自杀。也正因为如此，治疗的过程中，经常会碰到当事人反复表达想死啊、这就去死啊，而且实际上就在准备行动。或者说也有他杀的可能性。如果我们期待着一个急剧的变化，期待他再生的愿望就算是在无意识的范围内，一旦作为行为表现出来，就变成了杀害这个人。人在成长的过程中，有时候需要象征意义的"弑父""杀母"。

或者说，把心理治疗的"深厚关系"作为行为表现出来，很可能就变成了治疗者和当事人之间的恋爱关系，甚至性关系。后者的行为表现直接带来治疗关系的破坏。治疗者必须将自己的反移情意识化，了解其意义以避免破坏性的无意识行为表现。

当然,最好不要发生什么无意识行为表现。在本章的第二节里,我们讨论"移情""反移情"的深度时说到过,在很深的关系成立时,外部看不到治疗者做什么特殊的事情,对当事人来说也没有发生什么戏剧性的变化。但是,通向成长的过程扎扎实实地在进行着。当然,梦中也可能会有戏剧性的体验。有的时候是他杀,也有人清晰地梦见自己的死。心理治疗像这样顺利地进展下去的话,对治疗者来说真是值得庆幸的事。就像是两个人在充分地享受着创作叙事的过程。只可惜,这样的情况真的很少见。

我们平时老挂在嘴上的"自性实现"、"个性化"的过程,实际上有着各种各样的路径。心理治疗的现场,特别是荣格派的分析家们更容易多去看内在的成熟。其实,内在、外在都同样重要,把重点放在哪里,因当事人的个性而异。心理治疗师应当时刻注意两者一定程度的平衡,不要轻易断言内部还是外部更有价值、更应该是重点。回想起笔者接触到的人们,真是什么样的情况都有。

这样想的话,我们对"无意识行为表现"的评价也会稍稍发生变化。而且,当事人的行为是属于有意义的行为还是单纯的无意识行为表现,这个界限也会变得非常模糊。特别是,人越是年轻,越是通过行为在学习,或者通过失败在学习。所以治疗者过于恐惧无意识行为表现,治疗就会难于进展。

不去上学的孩子,天天在家里过着白天黑夜颠倒的日子。稍微变得开朗一些，白天开始出门了。周围的人还没来得及高兴呢，孩子自己说了："我准备在生日那天自杀。"反正准备死了，想在死之前随心所欲地过过日子，心情轻松多了，上学不上学的事也就算不上什么问题了。父母知道了孩子的想法，慌慌张张地跑到治疗者这里来。

这时候，父母最容易问："到底真的想死还是吓唬吓唬人？"如果真想死的话，那怎么着也得管住他，如果只是吓唬吓唬人，那就随它去吧。人像这样急于得到两者选一的结论的话，一般没什么收获。如果，父母知道孩子不过是吓唬人而放下一颗心时，本来没准备干什么的孩子反倒可能骑虎难下，被逼得不得不去干点儿啥了。

归根结蒂，孩子内部的可能性 X 作出表达时，权衡孩子的表达能力和作为听者的治疗者及父母的容忍能力，"在生日那天自杀"可能是最贴切的表达。这里，重要的不是去判断他会不会真的自杀，而是很好地理解 X，对 X 作出反应。当然，这个 X 不是那么容易搞明白的。但是，比起马上开始说教："生命是宝贵的"，或者为了防止自杀硬给送进医院，更要紧的是采取一种想深入了解孩子本身的态度。这时候，会有一种自觉："我还没有搞明白这个孩子重要的 X。"以这样的姿态跟孩子接触，孩子的表达方式也会慢慢地发生变化。作为 X 的表达方式，"自杀"也就失去了它的意义。

就算治疗者是这么想的，想让父母理解还是很困难的。特别是在父母非常焦急地想知道两者选一的结论时，单纯地罗列一些理论一点儿用处也没有。要想让对方认可，需要选择词语，甚至治疗者的一举手、一投足都很重要。不是让对方的脑子勉强地去接受，而是让对方心里能够领会。找出这样的表现方法，确实需要花大功夫。

有些治疗者认为既然心理治疗中比较重视"接受"，就轻易地宽容了当事人的言行。比起欧美，这种现象在日本更多一些。经常会因为这样反倒搞得治疗者自己陷入困境，要多加注意。当事人说"我要揍我爸爸一顿"，甚至说"我要去杀了我爸爸"，这时候，如果不把注意力放在这些表现背后存在的事态，容忍了这些话直接表现出来的内容，就会引起大问题。当然，这时候像有些教育者那样说说"揍爸爸是不对的"、"我们应该尊重父亲"等，解决不了任何问题。但是，误解了"接受"的意义，仅仅是默默地听着，当事人有时会感到不安。在说"我要揍爸爸"的时候，其实心里是有一个假设的前提条件的：治疗者会阻止自己这么做的。可以说，治疗者的阻止，一方面可以防止行为化，具有一定的安全性；另一方面，当事人也可以借此攻击："先生一点也不理解我的心情"，发泄自己的情绪。一句话可以成就这两件事情。如果治疗者闷着啥也不吭声，当事人一下子不知道该怎么办了，会突然陷入极度的不安。

我们要明白，**当事人的"表达"与治疗者的状态有着深深的瓜葛**。心理治疗过程中经常碰到人说"想去死"。我就经验过这样的事，说"想去死"的人，从这种状态中解脱出来

以后谈到："当时,只有用'想去死'这个词儿才能表达出我
想活下去的愿望。"不得不活下去,而且也想活下去,但活着
实在太痛苦了。这种痛苦程度没有人能够理解,所以除了说
"想去死",找不出其他表达方式。如果治疗者能一定程度理
解当事人活下去的痛苦的话,没准儿当事人就能用"我想活
下去"这样的语言来更直接地表达自己的心情了。但是得不
到理解的极端痛苦时期,只能说"想死"了。

　　如果把当事人的"无意识行为表现"看作是对治疗者的
一种"表达"方式,那么,治疗者的共情能力再能提高一些的
话,这种"无意识行为表现"就没有必要了。作为治疗者,不
能忘了这一点。当然,这也不是说"无意识行为表现"都是
治疗者的责任。但反过来说都怪当事人而去责难他的话,也
欠考虑了。当事人并不是只对着治疗者而是对着整个世界
在"表达",可以说治疗者必须作为这个"世界"的代表来读
懂当事人的"表达"。

　　在不良少年的心理治疗过程中,经常可以接触到"背
叛"行为,这也可以看成是一种无意识行为表现。有一个独
身的高中老师,把因为不良行为而遭到开除学籍处分的学生
带到自己家里一起生活。很快孩子行为改正了,大家正高兴
呢,这孩子偷了老师的工资,不知道逃到哪儿去了。这种状
况经常碰到,也就是常说的"恩将仇报""背叛"等。但是我
们把这种行为作为孩子对老师的一种"表达"来解读的话,
可以看明白很多事情。

孩子急剧变好的过程中,体味着相当的痛苦,花很大力气忍耐着。这种状况下,老师如果因为周围的夸奖,自己也认为全靠自己把孩子给教育好了,感到很骄傲,孩子就会很敏感地读取到这种信息,认为老师这么做不过是为了自己的面子。这种想法渐渐强烈起来,孩子会想问"老师,你是真心的吗"。或者,孩子在自己的成长过程中,曾经尝到过一遍又一遍地被父母、被周围人背叛的痛苦。要想最贴切地表达出自己体验过的痛苦,只能采用相同的手段:对周围人的"背叛"。

看到心理治疗师长期奉陪着当事人的"无意识行为表现",会觉得忍耐力相当的强。其实也不完全是这样。并不是单纯地痛苦着、忍耐着,而是知道自己的能力、理解了当事人的"表达"内容,心里明白事情大概就是这样吧,就这么样陪着当事人。有的时候也会想到:如果自己共情能力再强一些的话,当事人也不用这样子反复呈现他的无意识行为表现了。

当事人一般对心理治疗师微妙的心理活动非常敏感,"先生又骄傲了吧""先生放心了开始松劲儿了吧"等,会非常准确地指出来。这时候,承认事实,该道歉的道歉。但也不要做过火了,否则,当事人会突然感到不安或者内疚,"无意识行为表现"更加激烈。而且,过分地道歉也会使当事人觉得这个治疗者根本靠不住,反倒没有安全感。为了试探你的可靠性,不得不下意识地用各种手段使劲儿地摇晃你。

　　做错事的时候，跟做错的事情相应的、不多不少的道
歉，是比较难于把握的。但是，无论是体育运动还是艺术，都
有一个"适度"的问题，恰到好处才是本事。心理治疗师在
"心"的领域，也需要日积月累地修炼掌握"恰到好处"的度。
治疗者贴切的应对可以相当程度地减少当事人的无意识行
为表现。当然，我们前边也指出了，没有适当的无意识行为
表现，有的时候治疗也难以进展。

参考文献

① 大江健三郎，《小説の方法》，岩波書店，1978年。

② 河合隼雄，《影の現象学》，講談社，1987年，书中讲述了恶作剧精灵在心
理治疗方面的意义。

③ ユング，C・G・"トリックスター像の心理"，ラディン/ケレーニィ/ユ
ング，皆河/高橋/河合訳《トリックスター》，晶文社，1974年，所收。

④ 出口昌男，《道化の民俗学》，筑摩書房，1985年。

第十章

心理治疗的终结

心理治疗的终结又是一个复杂的问题。往深处一想，搞不明白的问题层出不穷。如果说人的成长是一个没有终点的过程，那么跟人的成长有着密切关系的心理治疗有了终点的话，会是一件很奇怪的事情。就像一个宗教家，一旦开悟了就可以不用祈祷、不用修行了一样。

长期接受心理治疗的人，也有不愿意结束的。或者，形式上看上去已经结束了，但是有事没事儿地就来商量或者打电话过来，这会怎么样呢？即使形式上结束，但心理上还没有结束，又该怎么思考这件事呢？或者，因为治疗者或是当事人工作调动，无法继续保持关系时，又该怎么办呢？或者，治疗者觉得还相当有继续下去的余地，可当事人却想赶快结束。终结这件事，到底由谁根据什么来决定呢？无限制地想下去，净是些棘手的问题。但不管怎么说，我们还是就终结的问题作一些讨论。

1. 何谓终结

在思考心理治疗的终结问题时，经常会想到格林的童话《金鸟》。国王园子里的金苹果树上，每天都会被偷走一只苹果。知道是一只金鸟在偷苹果后，国王命令去抓那只鸟。遵照国王的命令出去抓鸟的大王子、二王子都不听从狐狸的忠告，在外花天酒地不回家。第三个王子听从了狐狸的话进了装金鸟的城堡。狐狸告诉他把金鸟装在木笼子里拿出来，但王子不听从劝告，心想要配金鸟还得金鸟笼，在把金鸟往金鸟笼里移的时候，鸟叫起来惊醒卫兵，被抓了起来。然后被惩罚去抓金马来。狐狸来了埋怨他为什么不听自己的话，但还是教他如何去偷金马。王子一路上所有的事情都按狐狸的忠告行事，最终关头却不听狐狸的话，认为金马就要配金鞍，在给金马换鞍的时候露馅儿，又被抓了起来。

这一次王子差点儿被杀，但是如果能把黄金城里的公主劫来，可以得饶一命。这时候多亏狐狸又一次帮忙，但王子在最后关头又不遵守狐狸的忠告，放公主回去跟自己的父母告别，再一次被抓。这次的惩罚是移动一座山，在狐狸的帮助下也做到了。结果，他得到了公主、金马、金鸟，踏上归国之路。后边还有大王子、二王子的干扰破坏，这里就省略了。在要迎来三王子跟公主结婚的幸福结局时，狐狸来了，恳求王子杀了自己，然后切下头和脚。王子最初无法接受这个要求，终于不得不按照狐狸所说的做了，才发现，狐狸变成了公主以前失踪的哥哥,结局更加幸福了。

把这个童话跟心理治疗的过程类比来看,有一点很引人注目:主人公每一次违反狐狸的忠告,看上去陷入更加困难的处境的同时,却因此得到更多的东西。

我们是不是可以这样来思考这件事。狐狸认为,即使是一只金鸟,放在木笼子里也没关系,只要事情能够进行得顺利。而人却认为,金鸟当然得配金鸟笼。站在狐狸的角度看,这是一个多么浅薄的思维,所以才会陷入新的困境。但是,事实上这也是获得新东西的基础。以神经症的症状为契机,以为解决了心理的课题,可原来的症状并没有消失或者新的症状又出来了。刚想着这到底是怎么回事儿呀,突然又领悟到了新的心理课题,然后又开始下大力气着手解决新的问题。这样的人跟这个童话真是相称。也就是说"终结"渐渐远去,要执行的任务增加了,最终收获也更加丰富了。

如果心理任务的完成与症状的消失能够重合在一起,就比较容易决定"终结"。但有的时候,症状还有遗留,甚至有新的症状出来,想想前边说的这些,就比较容易理解了。前边我们也曾经提到过一个例子,十几年坚持到心理治疗师这里来,自己的症状没有丝毫变化,但家里人的症状却渐渐消失了。这个人的课题实际上与家庭成员有着很深的纠葛。当然也不能说长时间症状没有变化的人都是这种情况。像格林童话中的大王子、二王子,不做自己该做的事情,永远保持原来状态的人也有。不去着手面对自己的心理课题,会拖延时间,久治不愈。

像这个童话所揭示的,心理治疗也应该在什么地方有一个自己的终结。作为"故事",童话走到了一个幸福的结局,但我们不知道王子结婚以后还会有什么样的困难从天上掉下来。那时候,应该可以凭借自己的力量去解决问题了吧。最后,杀了狐狸,这个狐狸又变回人身,这一点给人的印象非常深刻。对这个,我们可以有各种解释。但把它跟我们关心的事情联系到一起来看,如果有当事人把狐狸的意象作为存在于无意识领域的智慧的显现投影给治疗者的话,那么"杀了"这个意象,就能变成人。也就是说**当这个意象变成跟自己同等的存在时,我们就迎来了"终结"**。我们可以这样来解读这个故事。

在下一节我们还会谈到,事实上,在迎来终结时,有的当事人会梦到治疗者的死,孩子们在游戏治疗中,经常会跟治疗者玩"杀死"的游戏。这是在宣布与治疗者在非日常空间交往的结束。

长时期跨度的会面临近结束时,人们会感到不安。应该认识到这是一个当然的现象。甚至有些当事人为了防止分离的不安,会特意"寻找"新的问题来谈,或者出现新的症状。这时候,应该跟当事人就终结的不安好好交流交流。笔者也有过这种经历,接受新的当事人的申请,因为时间排满了,只好让人等着。想着这些等着的人,不免急于结束手头的治疗。露骨地表现出这种姿态,反倒让当事人陷于不安,想紧紧抱住治疗者不放,反而拖延了治疗的进展。

心理治疗是一对一进行的,经常会受到重视效率的人的指责。当然如果有其他效率更高的方法,不妨去实践实践。但是要改变一个人,这个任务从一开始就没有把"效率"放在眼里。想快点儿结束,反倒拖延治疗。想着这个人即使来一辈子,也不过五十几年,从人类历史来看则是一瞬间。抱着这样的态度,当事人反倒会很快地离开你独立行走。心理治疗中经常存在着这样的悖论。

终结并不是断绝关系。甚至可以说正因为关系变得很深,反倒没有必要总是见面了。或者也可以说,**当事人在自己的内部拥有了治疗者的形象,已经不需要再跟一个存在于外界的治疗者频繁见面了。**

人生的过程一直要持续到死,这期间人的个性化的过程也一直在继续。所以说,心理治疗或心理分析结束,并不等于人生的步伐就停止下来。不同的只是,这条路是自己独立去走,不需要去见心理治疗师;以后又发生需要了,再去见心理治疗师就是了。问题在于,不能简单地因为可以依靠、可以放心这种理由,就把心理治疗持续下去,这么想也太欠考虑。关于这一点,应该由心理治疗师来作判断后,跟当事人好好沟通。也碰到过不少人说:"我觉得继续下去对自己来说应该还是有益的,但想到有很多人比我更痛苦,那还是把位子让出来吧。"

症状长时期持续的人,不要因为症状消失马上就结束。

这时候要好好谈一谈症状消失后感觉怎么样。比如说有人长年幻听，幻听消失后说"好像失去了多年的朋友"。这种心情不难理解。症状消失了无疑是件好事，反过来，也让人觉得好不寂寞，或者陷入不安。花一段时间跟当事人就这种心情好好谈谈，寂寞和不安会渐渐地消失。这也就是说，对一个"失去的朋友"，需要一段"服丧"的时期。

在谈论终结时，有时候治疗者觉得理所当然，但当事人却感觉到一种被抛弃的失落。也有的当事人会觉得自己说出来要结束，就对不起治疗者。这里边，也有"先生帮了这么多忙，一好了就不来了"的日本式的体谅。如果是后一种情况的话，一般会以"多谢先生的帮助""刚开始来见先生时的痛苦简直就像假的一样"这一类的话引出"时候也差不多了，是不是可以结束了"这样的结论。这样，治疗者可以顺着当事人的话来谈论一下终结的问题。笔者有的时候会用"终于翻过了一座山啊"这样的表达方式，这跟马上说"结束"不一样。"翻过了一座山"，这时候结束也可以，开始新的挑战也可以。现实当中，确实有人对我说过：那就再接着翻第二座、第三座山吧！

2. 终结梦

初始梦的重要性广为人知，但人们不大说终结梦
（termination dream）。笔者认为终结梦的现象相当广泛，应该
引起我们的重视。终结梦不一定发生在最后一次。有的时
候，因为这个梦，使得治疗者和当事人都能够认可治疗过程
的结束。也有的时候，在双方同意终结后，反省、评价到目前
为止的治疗过程时，或者当事人离开了治疗者，准备开始独
立行走时，梦境中出现了能够成为当事人精神支柱的内容。
这些情形并不单纯出现在笔者个人的经验中，在指导很多实
际案例时，也能够发现这种现象。治疗接近尾声时，多注意
一下"终结梦"的现象，可能会对我们有很多帮助。下边我
们举一些终结梦的例子，有些印象很深刻的例子在别的地方
也发表过，老调重弹，是为了能列举一下终结梦都有些什么
类型。

前边我们提到了终结时治疗者像被当事人内化了，终结
梦中可以看到这样的例子。先讲一个二十多岁的社交恐怖
症的小伙子在治疗终结时的梦：从现在开始，不得不自己一
个人外出了。正觉得害怕的时候，躺在院子里的菩萨像的眼
珠子开始转动，站起来，愿意陪他一起出去。自己一个人是
心里没底，不过有菩萨同行的话，应该没有问题。

这简直就是佛教中"二人同行"的课题的翻版。一个
人很不安，但有菩萨同行则可以放心。这可以说是治疗者

的形象被内化了。也可以说,当事人已经明确把握了存在于当事人心灵深层的救济者的意象。不管怎么理解,这是一个显示着可以离开治疗者开始自己行动的梦,可以认为是一种终结梦。

笔者在苏黎世结束训练临近回国时,日本还根本不知道荣格派的心理分析是怎么回事儿。我一个人离开分析家回国,实在是感到不安。回国后,马上就做了个梦,自己的分析家也到了日本,住在丰桥[1],而且用日语跟我对话。这也是一种内化的梦。分析家住在日本、用日语跟我说话,这样我就不是一个孤零零的人,不用深陷寂寞。这也是一种终结梦。为什么梦中选择了"丰桥"这样一个地方? 想来,我那时候觉得自己要做一座架在东方和西方之间的桥梁,因此"丰饶的桥"也就有了它的深意。

格林童话《金鸟》中,最后狐狸被杀了,现实中的终结梦也有不少是治疗者的"死"。面临终结,治疗者的变化、离别的悲伤、死的意象等很多事情都有其含义。有一个人格解体的女孩儿的例子。

梦境:治疗者到自己的学校来演讲,不知道为什么自己没有出席。过了一会儿,听说治疗者死了,悲伤得痛哭。妈妈在边上,但是好像不怎么悲痛。醒来了,发

---

1 日本爱知县东南端的一个城市。

现是梦，松了一口气。接着睡着了，又梦见治疗者死了，又痛哭。

对这个梦，当事人的述说如下："第一次知道是梦松了一口气以后，又做同样的梦，觉得好奇怪。后来想想，这也说明这个梦的必要性"，"好像是因为治愈的悲伤而痛哭"，"治疗者的形象突然起了变化"。对于治疗者的死，当事人是这么理解的："可能想获取什么就必须失去些什么吧"等等。在格林童话中，狐狸变成王子是一件值得庆幸的事情，可反过来，狐狸也就失去了神通，变成了一个普通的人。这么一想，这也是一件值得悲伤的事情。像这个小女孩儿的梦中，充分体验到"治愈的悲伤"是很重要的。治愈本身伴随着悲伤，需要明确地意识到。

伴随着治疗者的死，不仅仅是悲伤，还有离别的决断。下边是一个拒绝上学的青年男子的终结梦。

梦境:到先生(治疗者)的家里来了，可是没人应门，只好转到后院去。后院里人们像拜土地爷一样围坐成一个半圆，前边是孩子，后边是大人。从窗户望进去，屋子里也有同样的人。先生横躺在中间(人们围坐的半圆与室外的半圆形成明暗对比)。我在后院大叫:我来了！我按时来了！没有人理我。这时候，先生站起来想说什么，可是发不出声音，人们又把先生硬给按得躺下去了。

像是涅槃图一样。

这里，在治疗者的身上投影着佛陀的形态。一直把治疗者当作"救济者"的当事人，随着治疗接近终结，开始以一个现实中的人来认识治疗者。接受这个形象的同时，也跟作为佛陀的治疗者告别。不管是这个梦，还是刚才说的"二人同行"的梦，有一点非常耐人寻味：这两个年轻人都对佛教完全没有兴趣。而且治疗者当时对佛教也没什么兴趣，更加耐人寻味。

几年前发生过当事人杀害治疗者的事件。据说被杀害的医生是一个很能对患者敞开心怀的人。如果医生一直对患者关闭着自己的心灵，治疗的一个必要过程——"治疗者的死"的意象——不会活动起来，大概也就不会发生这样的悲剧。这样重要的意象，让无意识行为表现出来，就会在现实中造成这类悲惨事件。心理治疗，可不是个可以随便说说的工作。

从终结梦中可看出一些具有全体性的表达。前边这个梦中，人物的排列有着曼陀罗的特征，室内室外的明暗对照性的划分给人的印象非常深刻，这里，暗示了阴影的现实化这样一种目标达成。下边举的例子是一位幻听的女大学生的终结梦。

梦境：两个泡桐木的箱子，上边贴着红色和白色厚

片的方签纸[1]，纸签各有四张，分别写着四季的和歌："春
兮……""夏兮……""秋兮……""冬兮……"。

　　年代也比较早了，做这个梦的女大学生是在一个家教非
常严厉的家庭长大的，甚至连恋爱也被教育成一种罪恶。这
样的女孩子开始幻听，听到很多色情狂的内容。刚开始还以
为是邻居在说，后来到澡堂去，听见男澡堂有女声说话才发
现了异常。通过梦的分析，在意识到自己成长环境和自己的
生活方式后，慢慢地幻听消失了。这时候做了这个梦，从梦
中醒来后有了"恋爱也能得到承认"的感觉。引用她本人的
话："感觉到就像这个世界存在着春夏秋冬一样，恋爱也是存
在的。"到现在为止一直被否定的恋爱、性等在她的内心作为
全体的一部分找到了合适的位置。这种状态以春夏秋冬的
存在表示出来，非常有日本的特色。而且用和歌的形式表达
也耐人寻味。顺便说一句，她本人对和歌倒是没什么兴趣。

　　从终结梦中，我们有时也能看到对治疗整体的"评价"。
有人梦见领到了成绩单，上边全是批的分数。有的人梦见跟
治疗者比脚底板大小，发现比以前长大了特别高兴——这个
人属于知识型的，生活也非常地理想主义。因为脚底板是踩
在大地上行走用的，所以长大了会觉得很高兴。这也可以看

　　1　日本写俳句、和歌、画画、书法用的方形厚纸，有20×18 cm和
18×16 cm两种规格，称为色纸。

成是一种"评价"吧。

在游戏治疗中，也有类似终结梦般的游戏，可以称为终结游戏。在这里，治疗者的死同样是重要的主题。有的孩子画一张"先生的墓"，作为最终的礼物拿来送给治疗者。有的孩子玩的过程中突然掏出手枪开始射击治疗者，治疗者做出一副"被打着"的样子还正在装死呢，孩子就跟治疗者说"再见"，然后就回去了。这些现象，我们可以认为与成年人的梦中述说的治疗者的死有着相同的内心活动。

在最终的游戏中，有的孩子把至今为止做的所有游戏排好顺序，一边玩儿一边总结："我们都玩了这些啊。"这跟成人在接近治疗结尾时回顾整个治疗过程完全相同，给人的印象非常深刻。孩子有自己的整理内心世界的方法，为做到这一点也在付出相当的努力。

3. 终结和愈后指导

　　我们谈论心理治疗的终结，并不意味着人生的终结，也不是跟治疗者绝缘。但治疗者应该尽可能让当事人今后能够独立行动。至少，治疗者自己不能流露出一副恋恋不舍的样子。

　　在箱庭治疗和绘画治疗中，为了不影响治疗的进程，治疗者不太把自己想到的事情语言化。如果当事人不是幼年的孩子，面临终结时，把箱庭作品的幻灯片或者以前画的画都拿出来，跟当事人一起从最初始的作品开始，重新审视一遍，这应该是我们期望的做法。把全体作为一个系列来看，会有新的发现。治疗者把以前没有明说出来的想法用语言传达给当事人，当事人也讲述一下自己的感受，双方都会有收益。把绘画等作品还给当事人，箱庭的幻灯片也还给当事人。治疗者是否能够保留这些作品的复制品，还需要得到当事人的同意。

　　实施梦的分析时，可能的话尽量跟当事人一起从最初开始回顾、重新认识整个过程。梦的数量比较多、一次做不完的话，可以分几次来做这件事，或者不把所有的梦都拿出来，挑一些印象深刻的例子也可以。有些事情当时并没有留意到，在回顾的过程中才发现当初的梦境含有预见性的内容，很让人吃惊。不管是箱庭还是梦，治疗者和当事人以此为素材共同讨论的时候，感觉两人的关系会更平等，这也可以成为互相以普通人的身份离别的一个仪式。

终结时，有时需要一个相宜的"仪式"。应该根据心理治疗的周期、当事人的状况考虑适当的方式。可以是口头上寒暄，也可以是互相交换礼物，这些都要做得非常"合适"。在终结这个场合，尤其重要，一定要慎重考虑。有一次，一个治疗者担当了重度残疾的孩子的治疗，三年下来，孩子却要搬家了。治疗者内心虽然觉得还需要一段时间才能完成，但还是决定终结治疗。这时候治疗者内心非常难过，可孩子的母亲简简单单地说了声再见就走了，实在受打击。自己三年来的努力就这样得不到任何评价，苦恼之极，来找笔者商谈。这种事情的发生，比人们想象的要多，甚至可以说越是问题严重，越是容易发生。这也不难理解，问题过于沉重，当事人及周围的人疲劳到极点，没有余力去向别人表达感谢。或者满脑子都被孩子的事情占满了，哪有精力再去为治疗者考虑。还有的会觉得我这么痛苦，别人帮我是应该的，那也就更不可能有丝毫谢意出现。明白这些，也就不难理解那位母亲的态度了。无论是感谢还是离别时的悲伤，都需要当事人足够坚强并且精神上有一定的余量。

有些人的无意识行为表现非常强烈，好转以后过了几个月或者几年，会对当时的行为深深悔恨而变为忧郁症，极端的场合甚至会自杀。如果是这种情况，临近终结，可以告诉当事人："没准儿什么时候人会突然变得情绪消沉、做什么事情都感到厌恶。不要着急，这样的情况很常见。如果碰到这种事情的话,不要客气,随时打电话来,或者再上门来商谈都可以。"当然这时候,绝不可以用"预言"一样的方式说话,只能轻描淡写地提起一下:这种情况也是有的。让当事人在心里的一个角落里放着这件事就是了。这样,万一陷于抑郁状态,想起这回事儿就会来寻求帮助了。

青春期之前的当事人,因为年幼,往往会在心理治疗结束后靠自己的力量一边成长一边完成自己的心理课题。这样,可在适当的时候终结心理治疗,往后就依赖本人的努力了。这时候,虽然最初主诉的症状已经消失,或者主要的问题已经解决,在治疗者看来,心理的课题还处于未解决状态。但没必要因此就必须把心理治疗再继续下去。当然,本人自己看到这一点愿意继续下去则另当别论。大多数情况下,本人自己会说想要结束。这时候,尊重本人的选择,对于依然存在未解决课题的现状,如果觉得语言化传达给当事人有其意义,那么就告诉他,但一定要把握好火候。很多情况下比起直说,敞开大门的姿态反倒会更合适一些:有什么事的话欢迎再来。

有的治疗者心里没把握时,跟当事人约好治疗结束一个月后再见一次面。特别是治疗周期比较长的情况下,当事人突然离开治疗者可能心存不安,可以两周见一次、一个月见一次,慢慢地减少次数。在减少次数的过程中,学会离开治疗者自己一人独立行动。做梦的分析的当事人,在这适应现实的期间梦的数量会变少,或者有时候来了也没有梦可谈。

因为适应现实的过程中，在外部消耗了能量，应该说是一个理所当然的现象。

当事人不打招呼就不来了，这在心理治疗中一般归类为"失败"，但也不能一言以概之。特别是学校、企业内部的心理咨询室，一定程度好转或是轻松了，不打招呼就不来了。这有点儿像去看医生。得了不严重的感冒，看了医生感冒好了，不会再专门找到医生去报告一下：我感冒已经好了。因此，咨询师觉得是"中断"，而实际上可能是已经治愈了。

应该来谈的当事人什么也不说就不来了，这时候打电话过去不太合适。因为电话中直接询问：你怎么了？只能让当事人发窘。还不如写信给当事人，表达出下周等着你来的意思。当然，语言方式要多加斟酌。写了信还不来，那就是"中断"了。这时候，尽可能地维系着以后的机会，让当事人改变主意了还能再回来。

如果害怕失败，也就是说害怕中断，内心期待着当事人下次再来，这种心情过于迫切的话，会不由自主地宠着当事人。这么做，表面上心理治疗或许可以长期持续，但早已失去了"治疗"的意义。心理治疗在进展顺利的时候可能还好一些，但即便在进展顺利的时候，治疗者和当事人都是无可奈何地背负着痛苦。真正的心理治疗，没有天时、地利、人和是难以成就的。这话也可能说得过头了些，但必须自知心理治疗的艰难、努力作为，简单地只想着怎么样持续下去是行不通的。

　　有时煞费苦心地跟当事人见面，但总建立不起关系，当事人照样不愿意再来了。很多年前了，笔者见过一个神经性厌食症的小学女生。无论自己如何满怀期待，终究徒劳，女孩子说下次再也不来了。可以说笔者再怎么努力，伸出去的手都太短，触不到对方的心灵。笔者也知道没什么用，但还是给她写了信：非常希望你还能来，即使来不了，那么我们至少可以通过信件交流。还是没有收到回信。孩子本人虽然不来了，父母倒还一直坚持面谈，这样，孩子的症状渐渐地好转了。

　　可是，十一年以后，出乎意料地"回信"来到了笔者手中。以"昭和某年某月某日收到先生的信，现在开始写回信"开头，告诉我，她现在已经成人、健康地生活着。对我写的信表达了感谢的意思："先生给我的信成了我的宝物。"我一直觉得对这个孩子什么也没有做，当时写信也没有对回信抱有希望，但真的没有收到回信时体验的那种无力感，现在还记忆犹新。虽说这样，超越了这种无力感，接收信的一方的心灵还是在朝着治愈的方向进步，并用十一年后的回信表达出来。经历各种各样类似的事情，笔者认为即使看上去徒劳无功的时候，还是应该尽最大的努力做自己能做的事情。

第十一章

心理治疗师的训练

要想成为心理治疗师，需要相当的教育和训练。从我们前边的论述就能够看出心理治疗绝不是一朝一夕能够成就的事情。但在我们国家，轻视"心"的倾向非常严重，长期以来并没有把心理治疗师的资格作为国家制度的对象来考虑。与此相反，欧美则很早就开始考虑这样的资格，并且在高等教育机构里设置了相应的教育和训练内容。关于这一点，我们也在为尽快在我们国家建立一个不劣于欧美各国的国家资格体制而努力。当然，这里不谈这些制度问题，主要还是考虑与心理治疗的本质相关的要点。

想成为心理治疗师，需要具备忍耐很多二律背反的坚韧性。理论上的思考和实际的操作，两个方面都需要学习。这里存在着很多对立原理，既可以使人的体验向深处发展，也可以诱发精神上的分裂。两个不同方向的作用可以带来根本不同的结果。搞得不好，一个人可以就心理治疗给大家上课，也可以写出很漂亮的论文，可就是做不来心理治疗这件事。

所以，心理治疗的训练也不是一个可以简单说清楚的话题，但是我们会尽最大的努力，在后边的叙述中不迷失心理治疗的本质。

1. 心理治疗师的资格

首先，谈一下心理治疗师的天分。经常被问到心理治疗师的天分问题，说老实话，这个问题真是搞不大清楚。在说"天分"之前，我觉得要紧的还是本人是否愿意成为一个心理治疗师。如果本人非常愿意，那么不妨去挑战一下。关于这一点，能说的大概只有这些吧。还有这样一些人，是否有很强烈的愿望倒不太清楚，但觉得自己才是真正"适合"做心理治疗师的。一种是，认为自己有"丰富的人生经验"，可以帮助那些陷于苦恼的人。这样的人不管有多么"丰富的"人生经验，其实能够帮助别人的范围还是很有限的。**对心理治疗师来说，最重要的是当事人的思想、感情，是如何有效地发展当事人的个性，而不是让自己的人生经验找到可以验证的地方。兴致勃勃地想充分利用自己的人生经验，就跟心理治疗师的根本姿态背道而驰了。**

还有一种容易出问题的是，把自己容易受伤害的软弱 (vulnerable) 误以为是敏感 (sensitive)，以为自己最能理解处于弱势的人的心情，一定能对这些人有帮助。确实，受过伤的人能够理解别人受伤时的痛苦，但是这种理解并不通向治愈。自己心灵有过创伤但已经治愈，或者心灵未受到创伤的人，正是靠着努力与受伤的人共鸣来实施心理治疗。当然，这种事情也有程度的差别，再往深处去想的话，思考方式也需要发生变化。只是，仅仅依赖于自己的容易受伤的特征想成为一个心理治疗师的话,让人困惑。

世界上不存在完美无缺的心理治疗师。在做心理治疗的过程中,有时会怀疑自己到底有没有资格做这件事,有的时候会想还是放弃不做了吧。这些都不奇怪。有时也会确信:"对自己来说这就是我的天职。"心理治疗师就是在这样的怀疑、迷茫和确信之间摇摆的过程中成长起来的。甚至可以说,无法想象在心理治疗的过程中,怀疑和迷茫会完全消失。

心理治疗不是一个把自己的"知识和技术"应用到当事人身上就一定能够成功的工作。从需要专门教育和训练的角度来看,这是一种专门职业。但跟其他专门职业不同,不仅自己需要掌握知识和技术,还要培养对方的可能性,这才是决定胜负的关键。要坚持尊重对方的个性,每一次都必须是"发现性的"。从这一点来说,在为数众多的专门职业中,没有其他职业比心理治疗师更需要"谦虚"。正因为如此,在心理治疗的世界里,"永远不忘初衷"这句话才会这么有生命力吧。

想强调这一点的人会主张:与其说心理治疗师的资格根本没用,还不如说更有害处。始终不能忘记"初衷",却又设置资格,反倒会被灌输很多妨碍基本姿态的所谓"专门知识"。有了资格的人以为自己懂得很多,热衷于给当事人贴上些标签,所以说资格是有害的。

这个想法也有些片面。我们认为当事人的可能性很重要，我们要跟当事人共同前行，并不等于说我们自己的能力就无关紧要了，如果这么想就太轻率了。只靠外行的热情和善意是不可能得到好的结果，有的时候甚至是非常危险的。没有接受过心理治疗训练的人，过家家一样做些像心理治疗的事情，赤膊上阵"坦率、真诚"地去见当事人，最终会被当事人的无意识行为表现逼得不得不放弃，这种例子实在太多。

接触太多这样的例子，切身体会到设置心理治疗师的资格对保护当事人的利益来说也是必要的。当然，我们还是不能忘记，心理治疗师的资格跟其他的专门职业还是有差异的，最重要的还是要尊重当事人的实现倾向，这是最根本的姿态。**如果误解了"自己是考取了资格的专家"这件事的话，根本的姿态就会瓦解，开始在别人身上应用自己认为正确的理论，想对事态作"判断"或者想去"操纵"活生生的人。这么做对治疗者来说非常轻松，不知不觉中，治疗者就凌驾于当事人之上了。**

不要以为我们只要用心，就能保持我们所说的根本姿态。这需要长期的训练才能掌握，也正是通过训练才能不断地改善。通过训练，一点一点地学到手。在接受训练的人达到了一定程度后，赋予其资格，这种做法，我觉得是有意义的。

也有一些人在探讨掌握以上的内容是否需要接受大学程度的教育。关于这一点，我认为，心理治疗师需要在当事人的实现倾向和社会的现实中找到折中点，精神上需要相当坚强，对现代社会也要有深刻的认识，所以，接受大学教育不是需要不需要的问题，而应该是最低的必要条件。想想在美国有些州甚至需要博士学位作为必要条件，应该能够理解高等教育的必要性了。

大学毕业后，一定程度了解了各种各样学派的论点，把心理治疗的理论和实际统合成自己的东西，之后再接受五年左右研究生院的教育应该是比较妥当的。但考虑到我们国家目前的现实状况，退让一步，可能至少应该以硕士学位作为必要条件。当然这些具体的事项会随着今后社会状态的变化而产生一定程度的变动，但至少，硕士学位作为必要条件这一点是不能让步的。

心理治疗师的工作充满着危险，需要耗费大量的能量，不是随便说说的。有很多人想为别人做些事情，也想体验一下因为自己的功劳而使别人受益的满足感，就很积极地参与别人的问题、给别人提些自己觉得有用的指导意见。这种心情很能理解，但是最好把这限制在自己业余爱好的范围内，这跟职业的心理治疗完全不是一回事儿。

心理治疗师经常需要超越常识的判断和思考，所以要深刻理解社会的一般常识。不了解一件事情，还想去超越它纯属无稽之谈。不用说，事事拘泥于社会一般规矩的人是无法做心理治疗师的。这样就不禁感觉到，对心理治疗师来说，每天的日常生活就是一个训练场。心理治疗师既需要极端主观的参与，又需要把这种现象客观对象化以后加以观察，这两方面不可偏颇。偏向任何一面都会走向失败。在与本人的个性休戚相关的过程中，去完成这样一件看上去很矛盾的任务，绝不是轻松的事情。这样，就需要有我们下一节要谈到的督导（supervise）。作为心理治疗师资格的必要条件之一，我们一定要提到"接受督导"这一条。这简直可以说是训练的核心。

对照笔者的经验，为了成为心理治疗师，接受教育性的心理治疗或者接受教育分析，是非常有积极意义的。当然也有伴随而来的害处。因此，把这个作为公共教育机构的必修课，笔者还是有些抵触的。而且在我们国家也没有足够数量能够满足需要的称职的教育分析家。因此，这里我们可以妥协一下，不把它作为必要条件，而是鼓励大家在条件允许的情况下，尽量找到合适的分析家，接受教育分析。但我不推荐在很年轻的时候接受教育分析，能够找到真正对自己有指导意义的"老师"，也是需要才能的。

2. 督导

　　心理治疗非常注重技法（art），从这一点可以说，督导（supervise）就是训练的核心。当然，必须融会贯通有关心理治疗的总体知识、修养。但在一个一个的具体案例中，要不断地思考特定的时间、特定的场合下面对特定的人，究竟什么是恰到好处？所以需要一个能够一对一地进行督导的导师。

　　这里把supervise翻成"督导"，但实际上原意更加广泛，没法用一个词儿准确地表达出来。甚至有些人把supervise理解成"监督、看管"，所以在京都大学临床心理学专业开始计划实施这个制度时，研究生当中有些学生气势磅礴地高呼"反对监督"的口号。现今好像不再有这样的误解了。

　　督导的工作中最重要的是培育被督导者。就这一点来说，它跟心理治疗的工作相似。督导并不直接经手被督导者的个人问题，这跟心理治疗有着明确的不同，但从期待对方可能性的发现以及督导者尽可能地成为被督导者成长的容器这两点来看，又与心理治疗的基本姿态是相通的。

　　有人认为，心理治疗师的训练只需要教育分析，而督导则是多余的。如果说治疗者努力建立与当事人之间的深厚关系，在密闭的空间里发展其可能性，那么，督导者插手进来就破坏了空间的密闭性，把两者间的关系搞得更复杂。与其这样找麻烦，不如通过教育分析，把将要成为治疗者的人的水准提高到一定程度。然后，把一切都托付在治疗者和当事人之间的关系上。当治疗者在治疗的过程中感到力不从心时，再次接受能够促进自己成长的教育分析就可以了。按照这样的道理，教育分析才是训练的核心，督导不仅仅是无用，简直还是有害的。

这里所说的也不是没有它的道理，它指出了督导的问题所在，这一点很值得我们倾听。但还是觉得有些极端了。督导者如果保持着尊重被督导者和当事人之间关系的态度，注意不要成为这种关系的破坏者，还是能够起到很重要的作用的。我们刚才强调了"培育"这一点，去见督导者，可以获得面对困难事例能够坚持下去的能量和信心。说白了，见一次督导，就得到了"不管怎么说，还是接着干下去"的力量。

为了去见督导，被督导者首先要做记录，然后根据记录的内容交谈。这件事情本身就有重要的意义。在这过程中，被督导者已经把自己的行为对象化，并把它作为"叙事"来讲述。很极端的场合，被督导者每次来面谈，只需要"讲述"，事情就可以顺利地进展下去。

督导者当然必须是教育者，自然也就有许多东西需要去"教"。但是，我们已经在第四章里对"教育"作了比较详细的论述，这时候的重点还是要放在"培育"上。可以说，越是笨的督导者，越是爱"教"。教给别人点什么，自己容易陷进"我很热心，我对别人很有用"的错觉里。但仔细想想，真的很有用的东西是不可能这样子"教"出来的。

　　督导者跟体育运动的教练很像,教练每天净说些运动员做不到的"正确"的话是没一点儿意思的。比如,棒球教练说"这种球你不打怎么能行""瞄准右边打",这些无疑都是"正确的"。但教练不针对特定的个人从最基本的地方教:"这种情况下怎样才能打着这种球""面对这个投球手,怎样才能瞄准右边",一般是期待不了好效果的。或者在防守练习时,对着根本不可能抓到的击球狂喊"抓住它",跟没说一样。每天重复这种"教育"只能是在强调教练跟球员之间的等级差别,不要说培养球员了,反过来甚至在阻碍球员的成长。

　　日本人的特征,比较赞美"严格的""艰苦的"训练。这种传统观念有一定的道理,在日本式的"艺""道"中,基本方向是采用消灭自我的手段,来感知荣格所说的"自性"。因此,首先必须从"型"入门,为了达到完成"型"的目标,在抛弃"自我"的过程中,"自性"开始显现。这时候,这个"型"——反映了自古以来的智慧——如果是一个适合自己的容器,就会完成一个有着深厚的个性的"艺"。这样就建立了一套令人惊叹的出色的教育方法。

　　但是这种方法稍有差错,教的一方只不过在为难被教的一方,所有的力量都用来破坏对方的自我。特别是一些西方的运动和艺术,其形成过程并不重视日本式的"型",用日本式的手法不仅没什么效果,有时甚至是有害的。而且经常会把教的人和被教的人之间的差距绝对化,得到一种奇妙的排位,形成了一种排位高高在上的人理所当然地欺负下边人的等级制度。滥用日本式掌门人制度,也会带来同样的结果。

在心理治疗的训练中,我们必须注意不能让督导制度走向这样的邪道。应该注意到,把一种产生于西方的东西引入日本时,不加思考地盲目吸收,不可能有好的结果。但无意识中把它完全日本化,也会让我们迷失方向。我们既不能说应该日本化,也不能说日本化就绝对不可。首先我们要明确:为什么要引入西方文明? 到底应该如何引入西方文明?

笔者在苏黎世荣格研究所接受督导时的插曲在其他地方已经发表过,因为对日本人思考如何实施发祥于西方的心理治疗还是有作用的,所以这里旧话重提一下。

我在接受了作为荣格派分析家所需的训练、通过了前期考试后就开始接触当事人,并接受督导。这时候我开始对一位住在瑞士的日本人进行梦的分析,这也进行得很顺利。进展"顺利",其实对当事人来说是很痛苦的事情,但因为我的"共情"不足,当事人不打招呼就不来了。然后我就给他写了一封信,告诉他下周同样的时间还等着你。一边按照教科书上教的写着"下周我会空出时间,愿意的话请来面谈",一边想我这么写是不是有些给人"你不来也行"的感觉? 但教科书上明确地说,如果写"下周你一定要来啊",那么当事人会因为治疗者说必须来才来的,这样一直依赖着治疗者,会失去自己的自主性。

下周我等着,可当事人没有出现。到督导那里去报告时,督导听了我写信的内容,问我:在日本如果你想写信让一个人来的话,会如何来表达? 确实,在日本,如果我们说"如果你愿意的话……",那基本上就表达了一种你来也行不来也行的意思。但笔者还尽力地想说明"按照教科书上说……",督导笑了:"你的日本人的灵魂到哪里去了?"

这真让人不知所措,不过督导的语言确实非常贴切。他没有说你应该按照日本人的习惯写"下周你一定要来啊",也没有说你一定得按照教科书上说的做。西方的教科书上所说确实有它的道理,但日本人对日本人做心理治疗时,真的要运用得当,还是需要日本人的灵魂的。忘记这一点很多事情就难以对付,但到底该怎么做,请你这个日本人自己去考虑吧。

这种场合,督导者并没有告诉你什么是"正确答案"。接受督导的人往往忽略了自己去找出正确答案时需要的东西。这时候,督导的人只是指点一下,后边的事情就靠接受督导的人自己去思考、去判断了。这一点,是督导者的使命,是我们应该好好学习的地方。这些经历使笔者后来把在欧美学到的心理治疗带回日本时,受益匪浅。

督导者,跟管理、指导不同,高度的知识和技法当然是必不可少的,同时在培养被督导者面对每一个不同场面的临机应变能力上,会给予非常贴切的援助。而且,通过这样实际场面的援助,也同时实施了原本的教育。当然,督导者本人的能力太差的话,那就不值得一说啦。从上边所说,我们可以认为督导是心理治疗训练不可缺少的要素。目前,在日本,培养心理治疗师的督导制度也在迅速地完备起来。

　　需要了解人,需要重视各种不同场合的每一个人的不同,除了心理治疗外,具有这种特征的还有其他领域,如 :保育、看护、教育等。我们也可以想象一下,在这些领域引入督导制度会怎么样? 这当然跟加强管理完全不是一回事儿。

3. 案例研究的意义

在研究心理治疗时,案例分析是不可或缺的。心理治疗的研究方法有多种多样,其中案例研究特别重要。但是,历来"科学"的方法论并不太重视案例分析,我们在这里先要说明一下案例研究的意义。

最初,心理治疗的研究也采用了历来"科学"的方法论。比如说,研究拒绝上学的现象时,尽可能找到很多不肯上学的孩子作为对象,做各种各样的调查,然后找出其中共同的倾向,作为研究结果发表。调查结果说明,男孩比女孩多啊,城市里的孩子比乡下的多(现在已经看不出太多这样的差别了),等等。根据这样的结论,我们可以一定程度对孩子们拒绝上学的现象有一个总体的认识。但,自己作为一个治疗者面对一个不肯去上学的孩子的时候,又怎么样呢?在这一点上,这种研究几乎是没有任何用处的。

那么,我们再来看看案例报告。某一个老师对着孩子大吼:"你到底想干什么?"孩子就开始去上学了。从这个实例报告中我们可以知道,拒绝上学的孩子中,有的只要凶他一顿就会去上学。但这个例子的意义也只限于此,我们不能说对着每个不肯去上学的孩子吼一阵就可以了。单纯听一个例子的报告是没有什么用处的。

谁都会希望:有没有"普遍的""有用的"实例呢?回答很明确:没有。因为,每个人都有跟别人相异的个性,没有一种方法是放在万人身上而皆准的。当然，如果我们的说法是"按照精神分析的理论"啊、"使用梦的分析手法"啊，大多数情况下还是可以适用的，但问题在于具体到底该怎么办？"要充满爱心……""要尊重每一个人的个性……"，这些话说不说都一样。

于是，出现了案例研究，也就是把每一个个别的例子尽可能详细地发表出来。采用这种方法后，慢慢体会到这是个相当"有用"的方法。而且，如果我们仔细研究了社交恐怖症的案例，不仅对社交恐怖的治疗有用，对其他类型的病例也有帮助。这已经超越了男女、年龄、治疗者的学派，听的人都可以从中得到某种意义上有参考价值的东西。在这个意义上，可以说它是"普遍的"。当然，大家也知道这里说的"普遍"跟前边提到的"普遍"不是一回事儿吧。

为什么案例研究有着"普遍的"有用性呢？当然不是说所有的案例均如此，有些也没什么意思。说到一个例子可以包含这么多的意义，我是这么考虑的。

我们在第三章《心理治疗的科学性》里已经说明，心理治疗跟我们说的"科学"是不同的。我们要构筑起一个临床的智慧体系，其中很重要的是重视主体的体验，这个智慧一定包含了内在的体验。因此，在传达这种智慧的时候，不仅要把事实作为事实传达出来，还需要把伴随着事实的内在体验也传达出来，以便诱发以对方为主体的"动作"。

我们并不是像个传声筒一样，把内在产生的动机不加消化地说给大家听就行了。这里边包含有每个人特有的个性,当然会产生个性带来的差异。但是,要把一个人内心产生的重要动机传达给别人,接受传达的人也会在自己的内心世界把它作为有意义的事情来把握,向着未来发展。这些都会对这个人以后的生活方式产生影响。接受方的个性肯定会带来差异,但这里我们总能感觉到某种具有基本共性的东西。

这样思考下来,我们以前说的讲述一个"叙事"的重要性就更加容易理解了,案例报告者的讲述本身就有了很重要的意义。这是叙事,但绝对不允许变更叙事的素材。这里存在着绝不可以改动的事实。如果说仅仅把事实作为事实来传达才有意义的话,事实以外的部分就没有什么需要报告的价值了。这样的话,我们只能等到跟报告中的案例非常类似的问题出现,类似的解决方法才能体现它的价值。但实际上并不是这样,优秀的案例报告已经超越了个别的案例而具有普遍的意义。这是因为它提供的是"叙事",可以传递、唤起接受方内心新的叙事的动机。

当然,案例研究传达给我们的事实,有时仅仅作为事实也是有用的。这些个别案例的积累也是一个很有效的学习方式,绝不可以轻视。当然重点不在这里,否则,案例报告也不过就是单纯的"一个例子"而已。不仅是事实,还要加上内心的体验,以此为基础传达的"临床的智慧",开拓了从个例到普遍的道路。

在进行案例研究时,我们可能注意到有一种发表的方式更能够体现出案例作为"叙事"的价值。这在太短时间内是无法完成的，讲述一个叙事，起码需要一个小时左右的时间，而且需要相当详细的叙述。当然，这必须以事实为基础，绝不允许歪曲事实。但是，在有限的时间内不可能事无巨细地都讲一遍，我们需要提炼事实之间的关系，这时候就参与进来主体的干预。而且，为了能让大家听明白，为了能够共有这种体验，必须有一双将事实对象化来看的"眼睛"。

案例研究若和报告者的距离太近，听的人会非常痛苦。就像拿一堆潮乎乎的木头来生火一样，浓烟滚滚怎么也看不到火苗。总归需要一定的干燥时间。不过，案例研究什么时候、跟谁一起来做，也会有很大的不同。

比起某一个人来提示一个"叙事"，可能互相都很了解的相对小圈子里的人聚到一起面对素材搏斗、努力酝酿创造出"叙事"的过程，会更加有意义。相对而言，面对多数人、在公开场合作的案例研究，案例就需要相当的"干燥"，特别是发的印刷品会给不特定多数的人看到，需要相当仔细的思虑，要较高程度地将素材对象化。

我们谈到案例研究，不可忘记研究对象是一个活生生的人，而且跟这个人在心理治疗的过程中曾经发生过很深的关系，才走完了这一历程。把这个当作"研究"提示给他人时，一定要特别谨慎。我们既然勇于把在绝对密室的条件下才能成立的内容公开化，就必然有这么做的意义，也必然对对方承担着相应的责任。从这一点来说，就能够理解为什么有些人绝对不做案例研究。笔者自己这二十多年也从来没在公开场合发表过任何案例。

但是，案例研究不管对做的一方还是对听的一方，作为心理治疗师的训练来说确实有着非常高的价值，无论如何还是应该实施的。每一个人应该认真思考自己的状况、当事人的状况，等等，谨慎地判断什么时候在什么状况下做什么样的案例研究。

前边已经说过，案例研究不仅仅是把事实作为事实讲出来，在诱发内在体验上也起着重要的作用。其实，想一想，这不是单纯传授知识。所谓教育人的时候，在更广泛的范围里，我们不知不觉地就在诱发内在体验。比较一下从书本上获取知识的场合，就明白，从人向人传达知识时，因为教师的"人性"的参与超越了知识本身，一个人的思想、生活态度、学问本身都会受到影响。当然，即使是从书本上获取知识，书的写法、读法不同也会发生类似的情况。比如说，"了解历史的事实"和"如何解读历史"之间的差别在哪里？可能后者就需要像案例研究这样的方法才能传达得透彻一些。

我们在这里谈到的案例研究相关的内容，不仅在心理治疗领域，在更广泛的学问的范围重新思考教育方法、研究发表的方法时，应该都能起到一些作用吧。有关这一点，从事教育学的稻垣忠彦曾用案例研究方法来研究学校"授课"的意义，并且在这方面取得了相当的成果。笔者现在也参加了这个小组，作为扩大案例研究范围的一例，值得注目①。

　　日本临床心理学会成立已经十年了，笔者和其他一些学者重视案例研究的想法得到了大家的认可。考虑到发表时间和讨论时间，经常采用两至三个小时，以案例研究为核心的发表形式实施下来。到现在，得到了会员们的一致认同：这是一个非常有用的方式。笔者也认为导入这样的方法是一件非常好的事情，这也是学会能够迅速发展的一个因素。

　　案例研究中，不用说需要严格保护当事人的隐私、秘密。令人高兴的是直到今天大家都严格遵守着这一点。

4.心理治疗师的成长

在进行心理治疗时,最重要的是作为"人"的治疗者。因此,治疗者要时时留意自己本身的成长,而且,可以说当事人会让你不得不持续地做这种思考。当事人从某种意义上来说也是心理治疗师的"教师"。

说到治疗者作为人的问题,并不是高举着一般意义上的"高洁之士"的理想画像。但荣格所说的"个性化的过程"可以是一个很好的参考。首先,要建造起一个能够在世上生存的足够强韧的"自我"。这个自我对自身的无意识持开放状态,通过自我与无意识的对决和相互作用扩大强化自身的意识。把"自己"交给无意识的创造性会伴随着相当的痛苦,但要不回避痛苦地生活下去。如果我们对当事人有着这样的期待,首先治疗者自己必须去走这条路。否则,一切无从谈起。

只是,这里要注意的是不能把成长的过程看作是直线式的。把成长当作是一条直线,非常简单明了:我长到这里了,比起来那个人已经到什么地方了呢?这样,每每倾向于设定一个到达点,对"已经到达了"的人诱发出无限的尊敬。有时候会接触到一些人有"完成了自性实现"的表达,实在让人吃惊不已。荣格说的"自性化的过程",一直在强调"过程",也就是说不存在一个"完成"状态。

当然,成长的过程用直线的模式来描述是可能的,一定程度上也是必要的。但这绝不是全部，误解了这一点必然招致不可预想的失败。思考人的成长时，不仅是直线的形象，把握圆形的形象也是很重要的。所有的从最初开始作为一个整体存在，成长也就是绕着完整的圆形循环。说白了，要么是同样事情的重复，要么是搞不清楚会走向哪里，但是一个完整的圆形的样式在时时刻刻地变化着。与"成长"相比，用"成熟"这个词儿来描述这个过程可能更加贴切一些。

用直线的模式来看待成长，更容易把人排列在直线上，形成明显的上下关系。治疗者已经比当事人到达了更高的点，所以在指导后进的人。那么事情到底是不是这样呢？在游戏治疗中，我们经常可以从孩子那里学到很多，感觉到孩子的智慧胜于自己的时候也不少。心理治疗师经常是这样通过向对方学习来为对方的成长作贡献。这种现象用单纯的直线式成长模式是难以理解的。并且，一个心理治疗师要对这样的现象永远敞开自己的心怀。

荣格及荣格派的人们提供了多种成长阶段的模型，应该为我们所了解。荣格已经论述过，阴影、阿尼玛（男性的女性意象）、阿尼姆斯（女性的男性意象）、自性等原始意象会在某一阶段性的个性化过程中出现，并且指出阿尼玛意象的变迁可以分四个阶段。这在一定程度上是妥当的，但是"阴影"不可能完全被现实化，阿尼玛也同样。

有关近代自我的发展过程，荣格派中埃里希·诺伊曼的论述相当精彩。我们应该好好理解它，在我们思考当事人某一时期的成长时是非常有用的。遗憾的是,这在思考近代自我或者西方人的自我上比较有用,并不能适用于现代人的所有方面。这里,应该还有其他的路径。相对于此,笔者提出了"女性的意识"的概念②,这并不是在争优劣,只是说也有这么一回事。就算是按直线形考虑成长阶段,也有各种各样的成长路径。

这里提出的"女性的意识",是在与很多日本的当事人接触,同时思考自身成长的过程中得出的结论。通过当事人时时检视自己,是非常重要的事情。反过来也可以说,自身成长的同时当事人也在成长。这种事情,比起因果性的思考方法,共时性的思考可能更贴切一些,就像我们开篇讲到的"呼风唤雨的男人"可以成为一个参考。

在我们思考治疗者自身的成长时,令人困惑的是日本人特有的"反省癖好"。在发表的案例研究中,时不时听到"由于我做得不周到"啦、"我自己的力量不足"等"反省"。日本人的反省,反省完了就结束了这一点真让人头痛。说一句"对不起",好像就对得起所有人了。

碰到点什么就反省,还不如好好想想:对这个当事人我还能做些什么? 怎么做才能够理解当事人的状况? 比起空话,这样的努力更有实际意义。也就是在这样看上去徒劳的状况下不断努力,才能够孕育出成长。选择了心理治疗师这个职业,就意味着为了当事人而努力,同时也伴随自身的成长。甚至可以说,与其动不动就去反省,不如多想想当事人的事情,通过这些对自己的人生也会有更深刻的认识。

　　当然,什么事情都有个度。自己还没有到达一定的程度,拼命去想"为了当事人……"真是毫无意义。笔者在苏黎世接受训练的时候,取得资格最低的条件是要接受几个当事人,并且进行两百五十个小时以上的分析。当时我很担心自己这样一个日本人来做分析到底有没有当事人愿意来。谁知一开始,居然有了五位当事人。刚一高兴,其中四个人不来了。两个人是中断,两个人是因为工作调动的外部原因。认识到事情的严重程度,笔者跟剩下的一个人说明了情况:自己现在还没有分析别人的资格,请你再等一段时间。

　　这样,一段时间内我集中精力进行了自身的分析,在体会到有了一定的进步以后,又跟等在那里的当事人重新开始了心理分析。而且,不可思议的是,以前中断的两个人中的一个也要求重新开始。往后都进展得很顺利。

　　人的成长,除了心理治疗,还有很多很多道路和方法。世上大部分人在与心理治疗无关的世界走着自己的成长道路。对心理治疗师来说,通过这些事例不断地学习也是必要的。文学艺术各类名作对成长也会有很大的帮助。难得的是,当事人中有很多会以此为话题。不是说只要当事人提到我们就去看,那样的话会没完没了的。

　　笔者一般的做法是,如果觉得某一个作品对理解当事人有着关键的意义,那么就去看。但如当事人有足够的表达能力,就不一定去实地接触该作品。听听当事人的说法,比如提出，"你认为这个作品的什么地方很感人""你喜欢哪一部分"，当事人的回答可以让我们通过他对作品的理解浮现出当事人的形象。

当事人是中学生，表达能力还比较弱时，他们说喜欢什么，那么还是应该尽可能地去接触一下这些作品。比如说漫画啊、组合乐队啊，等等。和年轻人文化的接触机会也就这样产生了。有时候来面谈的不同的当事人会谈起同一个文学作品，这当然会引起我的兴趣，一般会找来书自己读一读。

不管怎么说，伟大的艺术作品能够给心理治疗师带来勇气和希望。从这一点来看，它也起着一种督导者的作用。人，在看到一种可能性时，就会相信还有新的可能性。抱着信念，就有勇气前进。在心理治疗的屋子里谈论的，都是一般所说的比较黯淡的话题。在黑暗中找到一线光明，正是历代伟大的艺术家们所成就的事业。作为心理治疗师的我们，通过接触艺术家的作品，得到了挑战可能性的勇气。正是这样不断努力地积累，孕育了心理治疗师的成长。

参考文献

① 稲垣忠彦他，《シリーズ　授業》1-10，岩波書店，1991年。
② 河合隼雄，《昔話と日本人の心》，岩波書店，1982年。

后　记

　　1992年3月末，我从京都大学退休。借此机会，回顾自己的心理治疗，作一个总结——也就是最初说的一个新的"开始"——写成了这本书。这也是我长年作为临床心理学讲座教授以及后来一段时间作为临床教育学讲座教授应尽的责任。

　　写完以后，才感觉到，心理治疗具有难于把握的特性，很多地方没有写透彻。这种感觉虽说比较强烈，但想想自己能力有限，也就只能这样了吧。在大学里，大家都知道60分及格，这个"毕业论文"也就算及格了吧。当然，这得靠读者来判断了。

　　写有关心理治疗的书，一不当心就会写些连自己也做不到的事情，这是一个让人痛感"说说容易做起来难"的职业。我很担心这本书是不是也写了太多难于做到的事情。经常有这样的人，自己当运动员的时候并没什么出色的表现，一旦成为一个解说员，马上嘴皮子利落得净说漂亮话。我可不想成为这样的人。虽说我还是一个现役的运动员而不是解说员，但一旦写书，还是有如履薄冰的感觉。如果书中有什么像解说员一样的表达，还请大家多多宽容。

　　有关心理治疗，至今已写过很多论文。写过的内容再重复一遍总不太好，有些就省略了。还有一些从上下文的连贯出发不得不在此重录一遍。对此并没有设定一个统一的标准，这一点也请多多谅解。读者可根据需要参照笔者其他的著述，或者把没必要再看一遍的地方跳过去。

　　在正文中也多次提到，心理治疗师从当事人那里可以学到很多。这当然是不用说的，而且笔者还从当事人以外其他各方面的人士那里学到了很多，这里就一一列举了，只是借此机会表达笔者发自内心的感谢。另外，本书中论述的内容，也有不少可在其他心理学相关著述中看到。对此，按照礼仪应该一一列举出来，这里只能仗着一个已经退休的老人的特权，请大家宽恕。失礼之处，还望谅解。

　　本书能够付梓，得到了岩波书店编辑部大塚信一先生的多方关照。想起来，1971年笔者最初由岩波书店出版的《情结》也承蒙大塚先生的关照。此后不久，笔者到京都大学奉职，二十年后，又由大塚先生经手出版了这本书。其间得到了很多帮助，一并再次表示由衷的谢意。

　　心理治疗，在我们国家还只不过处于一个开端。本书如能为今后心理治疗的发展作出一点贡献的话，将是笔者无上的喜悦。

河合隼雄

解说　心理治疗不是科学，但也不是非科学

山田庆儿（科学技术史学家）

　　物理学的入门书基本上不会是一本引导大家如何成为物理学家的入门书，但河合氏的《心理治疗之路》却不在此例。它不仅是心理治疗的入门书，也是引导人们成为心理治疗师的入门书，甚至可以说，后者的色彩更加浓厚。

　　"心理治疗究竟是什么？"关于这个主题的回答，已经包含了前述的双重意义。离开了每一个特定的心理治疗师，无从谈论心理治疗。心理治疗既不是既成品，也不是定制品。这就是本书的基本立场，也是对心理治疗最根本的理解。

　　按照河合氏的观点，心理治疗师和来访者（当事人）以各自的全部存在互相面对，深化关系，创造自己独特的叙事故事，以帮助当事人进行本人的自性实现。这个全过程可以称为心理治疗。人的存在，本身就富有二律背反性，因此这本书对所有问题的回答或者断言都具有二律背反的性质。心理治疗既不是科学也不是非科学，同样，既不是宗教

也不是非宗教、既不是教育也不是非教育。河合氏在极力排除所有教义的同时，又在告诉大家：就"排除所有教义"这个教义来说，有时教义也是有效的。

　　充满二律背反性的言论，直直地逼着你面对自己的内心，由不得读者躲闪。心理治疗师不能面对自己的内心，就意味着无法面对当事人的内心。河合氏就这样在书中向每一个读者揭示出心理治疗的本性。

　　如果读者是一位心理治疗家，读这本书的过程中，估计会反复地思考河合隼雄作为心理治疗师的"容量"究竟有多大。而我这样的人可能就是完全相反的例子了。不用多读，只要完整地读了最开始的第一章，我大概就知道自己不适合当心理治疗师，心理治疗看上去是一门跟我无缘的学问。审视下自己，好像缺乏很多面对当事人的必要特性。

　　我主要研究科学技术史，特别是古代社会和传统社会同科学技术相关的历史。不管是研究对象还是研究方法，都与心理治疗相差十万八千里。前边虽然说心理治疗是"看上去跟我无缘的学问"，但其实完全可以断言，它确实是跟我完全"无缘的学问"。但即使这样，读了河合氏的这本书，还是感觉到了心理治疗与我的研究相通的某种共性。这是一种不成形的共性，与河合氏所说的"实例研究"的普遍性有着深度的关联。要我说，就是指创造叙事故事吧。

无论是哪个领域，超凡的研究一定包含着叙事故事的形成过程。我认为，这就是创造。

研究，总是从发现问题起步。也可以说，就是起步于发现什么样的问题，或者选择什么样的问题。首先，必须是具体而且特殊的问题。既不能够挑选抽象的一般性问题，也要避免过于特异、旁门左道的课题。在解决具体的、特殊的问题的过程中，要能够开拓出具有普遍性的研究范围或者全新的研究领域。

　　接着，需要鉴别该问题能不能创造出独特的叙事故事。毫无疑问，最终能创造出什么样的叙事，很大程度依赖研究者的"容量"，而裹藏着该问题的原始资料的性质则起着关键的作用。尤其要慎重鉴定这些资料能不能展开所期待的叙事。比较理想的情况是在一段叙事结束，也就是问题得到解决的时点，就着手选择能够开始下一阶段新叙事的问题。

　　那么怎样才能找到满足上述两个条件的问题呢？要做到这一点，日常就需要自主地做相应的训练，时刻关注着如何能够挖掘到学问的根本之处，除此之外别无捷径。在对整个学术领域的展望当中，才有可能捕捉到自己从事的研究的意义所在。看清自己，既不夜郎自大也不卑微畏缩，能做到这一点是非常困难的。大概所有人的心理都在这两个极端之间摇摆，但摇摆的过程最终能引导我们发现问题。

　　找到问题时，叙事故事就已经有了雏形。但这还不是真正意义上的叙事，或者说叙事还不具有生命的气息。不过，它已经是一个可以开始分析资料所必须的故事了。按照叙事的思路分析手中已有的资料，根据需要继续补充尚未入手的部分，这是一个需要韧性的单调、冗长的过程。有时会感到事情有了飞跃性的进展，但马上就会发现，不过是在重峦叠嶂之中翻过了一个小山头而已。

　　叙事故事的构成很少在开头就能按照具有鲜活生命力所需要的那样发展，有时会发现没有预想到的新资料，不得不改换叙事的走向，甚至有可能需要从零开始重新学习。

　　沉下心来，面对资料仔细琢磨，也就是倾听资料自己讲述故事。资料自己开口说话，正中我们下怀。当我们内心期待的叙事与来自资料本身的叙事开始对话时，就能一点一点地接近真正意义上的叙事故事。话虽这么说,但从来没有什么是一帆风顺的。一直以为毫无关系的两类资料,我们突然发现它们之间其实是有关联的,或者,以为属于同一类型的资料群却具有不同的属性。每当遇到这种情形,叙事的主线都会改变走向,最初的配角也有可能会在这个过程中活跃起来,开始争抢主角的座位。

如果拘泥于自己预设的叙事,把自己的想法强加给客观的资料,或者按照自己的主观愿望拼凑资料,总会在什么地方出现破绽。生拉硬扯的叙事不可能具有生命力。换句话说,这样得到的叙事故事不可能具有独立的性格。有时候,总会遗留下一点点客观资料,无法安放在已经成型的叙事故事当中。当然可以把它们作为偶然的例外处理,可这些被简单处理的资料往往像扎在心中的一根刺。有这种感觉的话,过后通常都会发现,这一两根刺实际上具有逼迫我们改变叙事走向的重要意义。遇到这样的资料，即使当时找不到很好的处理方法，也要在心里给它们留下位置，以备将来所用。当我们再准备新的叙事时，不妨把它们嵌入其中。

就算我们把预设的叙事强加给资料，资料也不会直接奋起反抗。但反抗一定会以其他形式显露出来。研究成果公之于众后，批评的声音、论敌的阵营，都是这种反抗的表现。有时因曲解而批评，有时仅仅为了批评而批评，有时却单纯出于敌意。把这些都当作人身攻击，忙于自我防卫，就不会有新的内容产生。当我们能退后一步，把这些都看成是没被安放好的资料的反抗，没准儿可以借此找到打开新局面的机遇。

放置一段时间，再重新去审视以前的分析结果，容易看到以前的不足。在构建叙事故事时，时时要慎重审视：是否遗漏重要的内容，是否理解错了资料表达的意义，对资料的理解是否过于浅薄，是否没有把相应的资料放在它该有的位置上？不可操之过急，否则，在看到真正的叙事故事成型并具有生命力之前，我们就已经把大门关上了。

需要补充一句，这里所说的"真正的"不是指"正确的"，而是指研究者创造的叙事故事和资料自己讲述的故事密切吻合。这世界上没任何地方存在唯一正确的叙事故事。

前文把研究者从发现问题到解决问题的过程描述为创造叙事故事。这个过程，与河合氏描绘出的心理治疗具有相通的地方。显而易见，这里存在着某种普遍性。但即使这样，在我的念头里，一般的学问和心理治疗还是有着显著的不同，决定性的不同。这种不同，当然来自心理治疗的对象。心理治疗的对象是活生生的人的全部存在，与特定的人生整体相关联。

　　细数这种不同，会无穷无尽。如果仅限于我们所说的主题而言，创造叙事故事的过程正是心理治疗与其他学问有决定性不同之处。这些决定性的内容，在其他领域的学问，也就是说现代科学中，要么消失了，要么被光鲜的研究成果淹没，要么除了传记作者谁都不在意。正是在这些地方，我们能够看到心理治疗的特殊性质。

　　话虽这么说，我们称为近代科学的东西，一开始其实也不是现在这种样子。开普勒、伽利略这样创造出近代科学的人物的著作中，充满着观测、实验过程的叙事，与实验数据格斗的叙事，在无数次失败后终于抵达全新境界的叙事，以及建立科学方法的伤筋动骨的过程、与对立方激烈论争等叙事。经过了这些，才点点滴滴地构成了可以称为近代科学的知识体系，屹立在万众面前。在近代科学领域，叙事故事的消失，仅仅是确立认知方法并获得有形的普遍性以后的事情。

可以说，心理治疗还处于无形的普遍性阶段。当事人不断地创造属于自己的独特叙事故事，治疗师也将自己置身于不断地创造叙事故事的过程中。非常了不起。

(本稿由1998年讲谈社刊《读河合隼雄》修改、转载)

出版后记

河合俊雄

　　我的父亲河合隼雄，是第一个将荣格心理学正式介绍到日本的人，这套合集是他有关"心理治疗"的代表作品，此次为了一般读者携带方便，以小型平装本的形式出版发行。2006年8月父亲突然病倒，就这样昏迷不醒近一年，直到2007年7月故去，至少在意识上，他并没有做好死亡的准备。因而以他生前的工作方式，很遗憾，他几乎没有留下什么遗稿。他所留下的工作已经无法进行整理出版，于是现在这个合集的出版就含有了追悼的意味。

　　这套合集，从他的第一部作品《荣格心理学入门》开始，到他晚年所著的《心理治疗入门》为止，读者从中可以追寻到河合隼雄有关心理治疗的思考变迁的轨迹。《荣格心理学入门》一书，主要介绍他在欧洲学习到的心理治疗理论与方法，同样是初期作品的《心理咨询实务》则更多记载了他自己的体验，以及他身体力行的心理治疗的案例，因而更为本真生动。而父亲自成一体的对心理治疗的理解和实施方法，在他六十三岁从京都大学退休时所著的《心理治疗之路》中呈现出更多的自知和觉悟，这在他初期的作品中虽然已有端倪，但无疑后期更为鲜活。

所谓心理治疗，不论治疗师如何努力也要根据来访者这个他人的情形而定。父亲河合隼雄所提倡的心理治疗理论，经常是在与其他的学科进行不断的对话，与各种语境或背景的不同流派互相对照中展开，这也是荣格心理学派的特征。这些思考反映在《生与死的接点》中体现为关于文化人类学和宗教学的见解，在《荣格心理学和佛教》中则是汲取了来自佛教的智慧。从这些著作中可以了解到，他对有些即使是对立的观点，也会有意识地以科学的视角去解读。他最后的著述《心理治疗入门》，涉及了意象、身体性、团体、叙事等各种与其他流派相关联的心理治疗，是收集《心理治疗讲座》这套八卷本丛书的卷首概要整理而成的，将未形成体系的心理治疗以各种语境紧紧抓住，他的这种学术态度可以说贯穿始终。

　　有关心理治疗著述的编辑工作，现在已经以小型平装本的形式出版，虽然没有任何一本有编辑上的难度，但仍旧不能保证网罗了他的全部作品。只是一般读者可以通过阅读这套合集，了解到河合隼雄对于心理治疗的思考方式的精髓。

　　关于著作版权的许可，非常感谢培风馆和诚信书房的理解。本套合集中，《荣格心理学入门》和《心理咨询实务》（之前诚信书房以《心理咨询的实际问题》为书名出版）由于对某些章节做了选录，对于希望了解更专业内容的读者，

270 心理治疗之路

我强烈推荐培风馆和诚信书房出版的完整版本。同时，衷心感谢在百忙中痛快答应为各卷撰写解说的老师们，还有从策划到各种审核都多有关照的岩波书店的中西泽子女士。

2009 年 3 月 31 日